浙江省普通高校"十三五"新形态教材

健康传播概论

周 军 编著

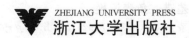

ZHEJIANG UNIVERSITY PRESS
浙江大学出版社

图书在版编目（CIP）数据

健康传播概论 / 周军编著. —杭州：浙江大学出版社，2019.8
ISBN 978-7-308-19437-2

Ⅰ.①健… Ⅱ.①周… Ⅲ.①健康－传播学 Ⅳ.①R193

中国版本图书馆 CIP 数据核字（2019）第 174352 号

健康传播概论

周　军　编著

责任编辑	王元新	
责任校对	杨利军　黄梦谣	
封面设计	周　灵	
出版发行	浙江大学出版社	
	（杭州市天目山路 148 号　邮政编码 310007）	
	（网址：http://www.zjupress.com）	
排　　版	杭州好友排版工作室	
印　　刷	杭州钱江彩色印务有限公司	
开　　本	787mm×1092mm　1/16	
印　　张	9.5	
字　　数	230 千	
版 印 次	2019 年 8 月第 1 版　2019 年 8 月第 1 次印刷	
书　　号	ISBN 978-7-308-19437-2	
定　　价	32.00 元	

前　　言

　　健康,是人们从事任何事业的首要条件;是快乐和幸福的基础;是我们生命中最大的财富。追求健康既是我们的愿望,也是我们的权利。健康,需要我们每个人不断地学习,不断消除那些损害身体的陋习;因此,健康也是人们身心兼顾、长期修为的善果。不仅如此,作为医药类专业大学生,把健康知识和促进健康的技能传播给我们周围的每一个人,更是我们义不容辞的责任和使命……那就让我们一起进入健康传播的学习之旅吧!

　　本书将引领大家一起学习获得健康的理论和传播健康的技能,一起关注和讨论有关健康的决定因素,以及烟草危害、艾滋病问题、转基因食品、合理用药等具有公共性和社会性的健康议题。因此,本书不仅可作为医药类专业大学生提升医药人文素养和健康人文素养的学习教材,也适合其他专业的大学生阅读学习,提升自我健康素养。健康传播,传播关于健康的知与行;追求健康身心,知行合一,是我们共同的目标!

目　录

第一章 健康传播的概念和社会功能

 学习目标

　　通过本章学习,建立健康传播的概念,理解健康传播的内涵;掌握现代健康传播关注的健康议题;正确认识健康传播的社会功能和古今健康传播的异同。

　　千百年来,人们一直在探寻着生命的奥秘,孜孜不倦地寻求着抵御疾病的方法和途径,并将发现的成果告诉周围的人,健康传播活动和健康传播理论由此应运而生。本章内容主要回答:什么是健康传播? 健康传播传播什么? 健康传播能为我们解决什么问题? 健康传播是一种怎样的活动?

第一节　健康传播的概念

　　朴素的健康传播活动,古已有之,但有意识的、主动的、系统的健康传播活动和健康传播理论则兴起于现代。随着现代医学的高度发展,社会学、传播学、人类学等学科日臻成熟,它们使我们对自身健康问题的观察与思考进入更深层次。人们从这些视角出发,不仅解密疾病现象本身,还探寻疾病背后的原因,以及疾病带给人们生活的各种影响,进而发现,许多疾病是可控的,只要我们积极地去做一些事,不做或少做一些事,我们就可以少生病或不生病,我们生命的长度就可能得到延长。当代健康传播以其自身独特的视角和功能,研究富有社会性和公共性的健康问题,为人们揭示疾病的生物学和非生物学原因,提供预防疾病的观念和方法。

　　【思考】什么是健康传播? 它的主要目的是什么?

一、健康传播的多种定义

　　人们渴望健康,但由于缺少医学知识和健康信息,对如何才能保持健康往往不知所措。健康传播是以促进人类健康为主旨,通过传播健康观念和健康资讯以改变人们不良生活行为,促进人们拥有健康生命的社会实践活动。健康传播既是一项古老的活动,也是一个充满崭新内容的新天地,它与健康促进、健康教育有着天然的交集,同时也保持着自身独特的视角和领域。因此究竟什么是健康传播,学者们从不同的角度给出了不同的回答。

1. 概念的提出

当代健康传播起源于美国 20 世纪 70 年代的"斯坦福心脏病预防计划",该计划致力于在社区开展减轻体重、减少吸烟、降低血压和血脂水平,从而降低心脏病的发病风险。这一活动历时 5 年(1971—1975),是医学学者和传播学学者首度联手将传播学研究方法运用于健康领域,因此人们把它们视为当代健康传播诞生的标志。

1992 年,美国传播学者 Jackson(杰克森)首先提出了"健康传播"这一概念。他将健康传播定义为:健康传播就是以大众传媒为信道来传递与健康相关的资讯以预防疾病、促进健康。在这个过程中,大众传播媒介再将医疗成果转化成大众健康知识加以传播,正确构建社会图景以帮助受众建立预防观念等。

我们可以看到,早期的健康传播概念比较关注大众传播媒介对健康信息传播的过程,这里的健康信息主要是指"能够转化为大众健康知识的医疗成果",这些知识将成为人们建立预防观念的重要基础。

2. 概念的发展

1993 年,美国疾病预防与控制中心(CDC)将健康传播定义为:健康传播是在受众研究的基础上,制作和传递健康信息与策略,以促进个人和公众健康的行为。

美国国家癌症学会也给出了健康传播定义:健康传播是指通过各种渠道,运用各种传播媒介和方法,为维护和促进人类健康而收集、制作、传递、分享健康信息的过程。

CDC 的定义强调健康传播的对象、内容和目的,美国国家癌症学会则更强调健康传播是"为维护和促进人类健康而做的健康信息分享过程",以上两个定义对健康传播的方式和媒介都给予了拓展,认为健康传播的媒介并不只局限于大众传播媒介一种。

3. 概念的界定

1994 年,美国传播学学者 E. M. 罗杰斯为健康传播做了一个较为准确的定义。E. M. 罗杰斯是美国当代传播学学者、媒介研究学者,也是《创新的扩散》《传播学史:一种传记式的方法》等著名传播学著作的作者。他对健康传播的定义为:

健康传播是一种将医学研究成果转化为大众的健康知识,实现态度和行为的改变,以降低人的患病率和死亡率、有效提高一个社区或国家的生活质量和健康水准为目的的行为。

这一定义特别强调健康传播的内容和功能,同时认同健康传播方式和传播渠道所具有的多样性。这一点尤其体现在两年后,E. M. 罗杰斯对健康传播所做的补充定义,他说:凡是人类传播的类型涉及健康的内容,就是健康传播。

E. M. 罗杰斯认为,健康传播是以传播为主轴,由四个不同传递层次将与健康相关的内容发散出去的行为。这四个层次是:自我传播、人际传播、组织传播和大众传播。自我传播层次,如个人生理、心理健康状况;人际传播层次,如医患关系、医生与患者家属的关系等;组织传播层次,如医院与患者的关系、医护人员的在职训练等;大众传播层次,如媒介议程设置、媒介与受众的关系等。

4. 中国学者对健康传播的定义

1993 年,北京医科大学主编的《健康传播学》中关于"健康传播"的概念是当时国内最早的相关定义,这一定义的内容为:健康传播是健康信息传输、流动的过程,是一个社会组织、群体或个体运用传播手段,针对目标人群或个体的健康行为问题,进行适宜的信息传播。

随后,我国学者钮文异从健康传播是传播学的分支这一角度对其作了如下界定:健康传播是传播学的一个分支和部分,它是指以"人人健康"为出发点,运用各种传播媒介、渠道和方法,出于维护和促进人类健康的目的而制作、传递、分散、交流、分享健康信息的过程。健康传播是健康教育与健康促进的重要手段和策略。

1996 年,由米光明和王官仁主编的《健康传播学原理与实践》将健康传播定义为:健康传播是指通过各种渠道,运用各种传播媒介和传播方法,为维护和促进人类健康而制作、传递、分享健康信息的过程。

2009 年,媒体人、健康传播学者张自力在其所著的《健康传播学——身与心的交融》中,将健康传播定义为:健康传播是一种在特定的社会和历史环境下,以传播健康信息、普及健康知识为目的的社会实践活动。

我们看到,长期以来,中外学者对健康传播定义的侧重点是不一样的,杰克森和 E. M. 罗杰斯以及美国疾病预防与控制中心强调健康传播的目的是改变人们的不良习惯,减少人们的患病率;而国内学者则侧重于健康传播是一个健康资讯的传播和分享过程。

二、目前人们普遍接受的定义

健康传播传播的是关于健康的各种讯息,它既包含生物医学的最新知识成果,也包含社会、文化和政治层面等涉及的健康议题。科学、有效的健康传播不只是停留在信息的传播和分享上,它的最终目标是提升受众自我健康促进的能力,提高健康水平。在此意义上,目前人们普遍接受的健康传播概念是美国传播学者 E. M. 罗杰斯给出的定义,即健康传播是运用各种媒介和方式将最新的医学成果转化为大众的健康知识,实现态度和行为的改变,以降低人的患病率和死亡率,有效提高一个社区或国家的生活质量和健康水准为目的的传播行为。

三、健康传播定义的重要内涵

E. M. 罗杰斯的健康传播定义明确了以下几个方面的重要内涵:

(1)健康传播的功能:将最新的医学成果转化为大众的健康知识;

(2)健康传播的方式:运用各种媒介和其他方式;

(3)健康传播的目的:达到态度和行为的改变,促进患病率和死亡率的降低,有效提高一个社区或国家的生活质量和健康水准;

(4)健康传播是什么:健康传播是一种对健康资讯和健康观念进行传播的行为,或者是一种对健康资讯和健康观念进行的活动。

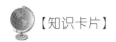【知识卡片】

E. M. 罗杰斯与健康传播

  E. M. 罗杰斯是美国20世纪著名的传播学者、社会学家、作家和教授,因首创创新扩散理论而享誉全球,与勒纳、施拉姆一起被认为是传播学、发展传播学的创始人。他有着非常广泛的研究领域以及卓越的研究贡献,涉及解读以及整合基础概念,传播网络,议程设置、创新的扩散、娱乐与教育、跨文化研究,组织传播、新传播技术、健康传播、发展传播学等研究领域以及传播史研究。他于1952年在爱荷华州立大学获得学士学位,大学毕业后,在朝鲜战争的美国空军服役两年,之后返回爱荷华州立大学,于1957年获得社会学和统计学的博士学位。

  E. M. 罗杰斯的学术研究开始于《创新的扩散》,第一次出版时他还是30岁左右的俄亥俄州立大学农村社会学的助理教授,这本书使他具备成为世界学术巨匠的能力,在接下来的四十年里,《创新的扩散》成为 E. M. 罗杰斯的名片。在美国传播学学术史上,由 E. M. 罗杰斯和休梅克于20世纪70年代初期详细论述的"创新的扩散模式"被认为是传播与发展的一个"主导范式",它涉及创新信息、创新思想之传播和被采纳的全部过程。但到1989年,E. M. 罗杰斯又对主导范式重新阐释,将其定义为"一种指导下的社会变革,这种变革给予每个人不断增强控制自然的能力",他认为健康传播就是发展传播主导范式的"延续性变体"。E. M. 罗杰斯将其创新的扩散理论应用到了健康传播研究领域中。①

第一章第一节

第二节　古今健康传播的差异

  人类对健康的需求,对摆脱疾病侵害的渴望,自古有之,因此,健康传播活动始终与人类的历史相依相伴。但由于古今医学水平的差异、传播媒介的不同,古今健康传播在内容和形式上也面貌迥异。

  【思考】古代有健康传播吗?

---

  ① 李红. E. M. 罗杰斯及其传播学的研究[J]. 今传媒,2011(12):130-131.

一、中国古代的健康传播

1. 中国古代健康传播的内容

中国古代的健康传播活动是十分丰富的,古人往往会把抵御疾病侵害、延年益寿的方法编成顺口溜在民间流传;把像扁鹊、华佗、张仲景、孙思邈等妙手回春的医家高手的诊疗过程编成富有神话色彩的传奇故事,使中医中的气、血、瘟、疫、未病等观念在民间耳熟能详,这是一种朴素的健康传播活动。中国古代健康传播的内容主要集中在以下几个方面。

(1) 人为什么会生病

对疾病夺去生命的恐惧使人们汲汲探索疾病发生的原因。古代中国人认为,人内在的疾病与外在的自然环境有着一一对应的关系,《左传·秦医缓和》就记载了当时医生对疾病的观念,认为人身体内在的疾病是受外部自然环境影响的:

> 天有六气,降生五味,发为五色,征为五声,淫生六疾。六气曰阴、阳、风、雨、晦、明也,分为四时,序为五节,过则为灾,阴淫寒疾,阳淫热疾,风淫末疾,雨淫腹疾,晦淫惑疾,明淫心疾。

同时,古人也看到了人自我的心态、欲望和生活方式对健康的影响,要想远离疾病的侵扰,就应当有所节制。《论语·季氏篇》记载了孔子对人们的三条忠告:

> 孔子曰:"君子有三戒:少之时,血气未定,戒之在色;及其壮也,血气方刚,戒之在斗;及其老也,血气既衰,戒之在得。"

古代名医扁鹊也认为,有六种人是无法医治的(见《史记·扁鹊仓公列传》):

> 骄恣不论于理,一不治也;轻身重财,二不治也;衣食不能适,三不治也;阴阳并,藏气不定,四不治也;形羸不能服药,五不治也;信巫不信医,六不治也。

(2) 如何延年益寿,保全性命

古代医学水平较低,古人较为重视对疾病的预防,"养生"的观念应运而生,其强调人可以通过"养神"、食补、药补、运动等方式,抵御疾病,延年益寿。

魏晋时期的嵇康是中国历史上第一个系统论述养生思想的人,他在《养生论》一文中指出,人们不能长寿的主要原因是目光短浅,过于耽于物质和耳目享受,不知"性命之理,辅养以通",轻视见微知著。他认为善养生者,首先养心养神,心静淡泊,不为名利与外物所累,顺应自然,非欲而强禁;其次,辅以上品之药,吸取天地之精华;第三,音乐陶冶情志。做到以上三者即可达到"忘欢而后乐足,遗生而后身存",延年益寿。

养生论

古人通过养生追求健康长寿的历史源远流长,流传甚广的《易经》《黄帝内经》《老子》《论语》中都有大量的养生论述。除嵇康之外,魏晋陶弘景的《养性延命录》、唐代孟诜的《食疗本草》、宋代陈直的《养老奉亲书》、明代万全的《养生四要》都是著名的养生著作,古代神话人物彭祖是最善于养生和最长寿的人。

（3）怎么吃才是对的

子曰"食、色性也"，饮食在中国有悠久的历史和文化。古人很早就已经强调吃熟食和饮食节制的重要性。食物要煮熟了吃，如《易经》中的"鼎"卦，"以木巽火，烹饪也"，主张食物要煮熟了吃；饮食应适量；毫无节制的饮食对健康是有害的，《易经》颐卦："观我朵颐，凶。"《论语·乡党篇》可谓古代较早的"食品安全宝典"了：

> 食不厌精，脍不厌细。食饐而餲，鱼馁而肉败，不食。色恶，不食。臭恶，不食。失饪，不食。不时，不食。割不正，不食。不得其酱，不食。肉虽多，不使胜食气。唯酒无量，不及乱。沽酒市脯，不食。不撤姜食，不多食。

（4）医患关系的认识

《大医精诚》是唐代孙思邈论述医德的一篇重要文献，也是古人阐述怎样维系医患关系的一篇文章。《大医精诚》强调了为医者的两个基本素质：

第一个是精，即要求医者要有精湛的医术，认为医道是"至精至微之事"，习医之人必须"博极医源，精勤不倦"。

第二个是诚，即要求医者要有高尚的品德修养，即医者应有"见彼苦恼，若己有之"的感同身受之心、"大慈恻隐"之同情心、"普救含灵之苦"之责任心，且不得有"自逞俊快，邀射名誉""恃己所长，经略财物"之私心。

2. 中国古代健康传播的媒介与方式

（1）古代健康传播媒介

①传闻、典故、民间故事。

一些民间谚语、俗语、民间故事传播了朴素的健康道理，如"冬吃萝卜夏吃姜，不用医生开处方"。

民间故事"端午节白娘子现身"中有关于雄黄的医药知识的传播，雄黄有毒，可杀虫解毒，驱蛇。

②书籍、民间及官方医书的流布和传承：《黄帝内经》《伤寒杂病论》《肘后备急方》《唐本草》《本草纲目》等医书的传播与传承。

③古代石刻：广西桂林南溪山上的刘仙岩有宋代宣和年间的《养气汤方》、洛阳龙门石窟有唐代所刻的100余首"龙门药方"。这些石刻已成为最早传播健康知识的媒介。

（2）古代健康传播方式

①人与人之间口口相传（包括医患之间的传播）。

②文献相传。

③行为传播：各种体操、拳术等早期健康传播行为。

（三）古代健康传播的局限

（1）受医学发展的限制，健康传播的内容有限。古代健康传播的内容多为行医者的经验和人们的日常生活经验。

（2）受传播媒介的局限，健康传播范围有限，受众面较狭窄。由于古代传播媒介的欠缺，古代健康传播的范围往往是以医者为中心的人际交往圈，传播范围受到很大的限制。

(3)缺少有规模的健康传播活动和有效的社会动员,健康传播的影响力和效果有限。

二、现代健康传播

1. 当代健康传播概念的提出

西方的健康传播萌芽于 20 世纪 70 年代的美国。1971 年,美国心脏病学专家 Dr. Jack Farquhar 和传播学者 Dr. Nathan Maccoby 借助美国斯坦福大学的科研力量开展了一次以社区为基础的(community-based)健康促进运动,目标是通过减轻体重、减少吸烟、降低血压和血脂水平,从而降低心脏病的发病风险(Berger,Chaffee,1987),这就是著名的"斯坦福心脏病预防计划"(Stanford Heart Disease Prevention Program,SHDPP)。这一历时 5 年(1971—1975)的健康促进运动是医学学者和传播学学者的首度联手,是传播学研究方法在健康领域的首次应用。所以,斯坦福心脏病预防计划被大多数学者公认为美国现代健康传播的开端。

随着 20 世纪 80 年代美国联邦政府"反毒品运动"的开展,"药物滥用预防计划"和"药物滥用效果研究"项目获得了大规模的财政支持,人们对预防性健康促进的研究兴趣不断增强。特别是 80 年代中期全球艾滋病的流行更是对以疾病预防为主的健康传播学研究产生了巨大的推动力。80 年代末健康传播学在西方蓬勃发展起来,典型的表现是关于健康传播的专业性书籍和学术性书籍的出版,学术文章的公开发表,专业性会议的召开,高校健康传播专业人才培养计划的实施。

经过 30 多年的发展,健康传播研究已逐步走向成熟,在理论研究和实际应用方面取得了令人瞩目的成就。在逐步走向专业化的过程中,健康传播的研究对象也在不断拓展和深化,涉及与人类健康有关的方方面面,包括医疗卫生政策、医学科技研究成果、大众保健知识(如全民健身、计划生育、戒烟、药物滥用控制等)、以艾滋病研究为主的疾病预防与治疗以及突发性健康灾难等。艾滋病、美国"9·11"炭疽病毒、欧洲疯牛病等疾病或危机,虽然给人类社会带来了诸多方面的影响,但健康传播研究也正是从这些疾病和危机中得到政府和普通民众越来越多的关注与支持,美国健康传播就是这样发展起来的。健康传播面对着一个个给人类社会带来切肤之痛的难题,试图从理论的角度对每一种新出现的疾病和危机做出反思,提出应对措施和建议。在与这些难题斗争的同时,健康传播逐步走向成熟。

2. 当代健康传播关注的主要内容

目前,美国的健康传播学研究走在了世界的前列。美国健康传播研究的议题分为生理健康传播议题和非生理健康传播议题。

生理问题的健康传播议题有:癌症、吸烟、艾滋病、酒精、性、健康饮食、安全问题、器官捐赠、药物滥用、基因、精神病、运动、生育、疫苗、肥胖、糖尿病、家庭暴力、更年期、心血管疾病、老年痴呆、牙科、流行病等。

非生理问题的健康传播议题有:媒体与患者沟通、网络与人际传播、风险传播、健康信息寻求、健康素养、社会支持应对、医患关系、健康传播现状与方法、临终关怀、健康政策、药物不均、远距离医疗、职业教育等。

以上健康传播研究议题清晰地反映了当代美国健康传播的主要内容和发展趋势。

而在当代日本,其健康传播主要关注以下5个方面:从报纸的健康食品广告和以儿童为对象的电视零食广告看儿童食品安全问题;从广告从业人员的视角看如何推广公共健康知识与信息;报纸的医疗保健报道,这是多媒体时代的新闻传播特征;在日本的实践情况;关于利用健康传播普及癌症预防知识和行为的研究。

中国健康传播起步较晚,健康传播内容主要集中于艾滋病、流感、疾病预防与控制、医患关系、生活方式行为、健康素养等议题。

（三）当代健康传播的传播方式和媒介

20世纪70年代诞生的当代健康传播以大众传播、人际传播、组织传播为主要传播方式,在保留传统健康信息传播方式的基础上广泛运用大众传播媒介,如报纸、电台、电视、户外媒体等开展健康传播活动,使得健康传播的受众规模、信息传播速度和传播效果都与古代健康传播不可同日而语。进入21世纪后,健康传播借助媒介技术革命的新成果,通过互联网与移动媒体,使得不断更新的医药健康信息、新的健康理论与范式的传播变得更加快捷和多元。

第一章第二节

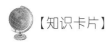【知识卡片】

斯坦福心脏病预防计划与健康传播

20世纪70年代初,斯坦福大学"脂肪代谢"研究小组成立,研究的方向主要包括:人体脂肪代谢,持续降低胆固醇,以及胆固醇与饮食和运动的联系。尤其是在高密度胆固醇的研究方向上做出了开创性的工作。整个研究选择了斯坦福地区的三个社区作为样本,对这三个社区的人口进行随机访谈和生理调查。

这项研究产生了可喜的成绩。在对社区居民进行长期跟踪和治疗之后,得出吸烟、饮食行为、运动锻炼对于人体血液胆固醇含量和血压的影响,进一步提出有效降低个人患心脏病的方法。

1971年,美国心脏病专家杰克·法奎尔和传播学者内森·迈克比联合开展了一项"通过降低体重、减少吸烟、降低血压和血脂水平,从而降低心脏病的发病危险"的"心脏病预防计划"。在此计划中,一些传播学的研究方法首次被运用到健康传播领域。因此,美国"斯坦福心脏病预防计划"被认为是现代健康传播的开端。随后在1975年的国际传播学会(ICA)芝加哥年会上,ICA"治疗传播兴趣小组"正式更名为"健康传播分会",健康传播被学术界首次提出并正式使用。

第三节　健康传播的社会功能和价值

在很长一段时间里,人们认为健康只和个人以及医生有关,健康问题是一个个人问题或是一个医学问题。随着人们对自我及身体认识的深入,以及医学不断地更新发展,人们愈来愈明确,健康不只是和个人与医生有关,社会的许多因素都会对我们的健康产生影响。实际上,健康和政治、经济、文化等诸多社会因素一样,具有广泛的社会性和公共性,因此,健康问题是社会问题。作为人类传播活动一种形式的健康传播,在社会文明进程和人的发展中,具有不可替代地促进群体健康水平提高的社会功能,负有提高个人健康意识和健康技能的义不容辞的社会责任。

【思考】健康传播有怎样的社会功能？健康传播为个人促进健康增加哪些能力？

一、什么是传播功能

传播功能是指传播活动所具有的能力及其对人和社会所起的作用或效能。20 世纪70 年代,美国传播学大师威尔伯·施拉姆集传播学界先贤智慧,对人类传播活动的社会功能给予了总结性探讨,在其著名的《传播学概论》一书中,他正式将传播活动的社会功能概括为:雷达功能、管理功能、传授功能和娱乐功能。雷达功能是指一个形象的比喻,指传播活动能够提供给我们最新的环境信息,作为我们行动的指南;管理功能是指传播活动影响并管理人们的行为和态度;传授功能,即教育功能,是指传播活动为我们传授知识和经验,促进个体的社会化过程;娱乐功能是指传播活动具有创造性和娱乐性,使人们获得快乐感。

二、健康传播社会功能的内涵

健康传播是人类传播活动的一种类型,它是将医学研究成果转化为大众的健康知识,并通过态度和行为的改变,以降低人的患病率和死亡率,从而有效提高一个社区或国家的生活质量和健康水准的一种传播行为。因此,健康传播同样具有施拉姆概括的传播的四种功能,并且健康传播的社会功能更多地集中在雷达功能、管理功能和教育功能之上。健康传播主要通过雷达功能监测观察社会的疾病状况,通过教育功能向大众传播最新的健康知识,通过管理功能改变他们的态度和不健康的行为,达到有效管理和控制患病率和死亡率,提高一个社区或国家的生活质量和健康水准;通过娱乐功能更好地传播信息和健康技能。健康传播社会功能的内涵具体包含以下几个方面:

1. 雷达功能

健康传播的雷达功能是指健康传播能够及时传递社会各种疾病信息,及时告诫人们正在发生或将要发生的疫情,引起人们的警戒和防范。健康传播的雷达功能不仅能够为个体提供重要的健康信息,同时也能够监测一个国家、一个社群的疾病征兆,能够对一个国家的疾病状况、疫情信息以及整体健康水平给予呈现和警示。例如,2003 年春 SARS 病毒肆虐中国,中国疾控机构和大众媒体对防治 SARS 的健康知识和健康信息给予连续报道,使广大民众能够及时了解 SARS 并采取相应的防控措施。

2. 管理功能

管理功能是指健康传播具有社会管理与协调功能。健康传播通过传递最新的医学成果和医学知识,改变人们不健康的生活态度和生活习惯,使人们在追求健康生活和提升健康水平的目标下不断改变自身不良行为和习惯,改变一个国家或一个社群的不良观念。

比如,在18世纪90年代以前,人们都认为吸烟是一种潇洒的行为,烟草还能帮人治病。1795年,德国赛玛林格医生首先提出吸烟有害健康一说,并撰文阐述,吸烟斗易生唇癌;1927年英国医生伊·蒂尔登在医学杂志《柳叶刀》撰文,称肺癌患者的根源是吸烟,以及1969年,世界卫生组织欧美委员会提出决议:吸烟严重危害人体健康,禁止在世界卫生组织会场吸烟,才逐步改变人们对吸食烟草的观念。为了确保更多人的健康权利,开启了世界范围的控烟行动和关于无烟生活的健康传播,从而使人们调整个人生活行为,逐渐养成不吸烟的生活习惯,并把吸烟看成是不文明的行为;从国家层面看,正是由于对烟草危害的健康传播,政府不得不采取措施减少对烟草行业的依赖,并提高烟草制品的价格和税收,遏制全社会的烟草消费量,降低吸烟率,保障公民健康状况,健康传播的管理功能由此显现。如图1-1所示为禁烟标志。

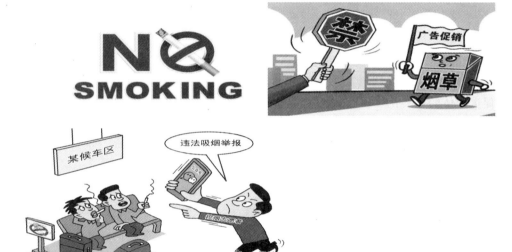

图1-1　禁烟标志

3. 教育功能

健康传播通过人际传播、组织传播和大众传播对公众进行健康教育,传播健康知识和健康信息,使公众清晰地了解和掌握影响自我健康的各种因素,培养和提升公众获得健康的能力。相较于其他传播行为,健康传播的教育功能应该是最突出的了。健康传播包含了健康教育与健康促进,但又不止于此,它还包括对社会健康议题的建构以及健康问题背后的社会影响因素的讨论,并在大众讨论中延续健康传播的传授效应。如图1-2所示为部分健康教育宣传形式。

4. 娱乐功能

健康传播同样具有娱乐功能,通过健身类健康行为的传播,使身心达到平衡。比如当我们进行太极拳运动时,这一运动形式本身就会向人们发散出愉悦而有强壮生命力的信息;又如当我们观看欢快的广场舞时,我们很容易被感染,甚至会加入进去,广场舞既是一种健身活动,又是一种带有强烈娱乐色彩的传播活动,传播出快乐、轻松、自由的情感和精神。

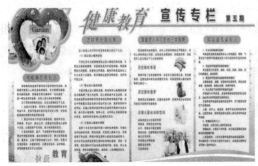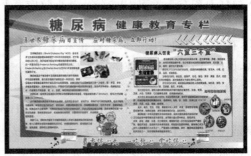

图 1-2　健康教育宣传形式

三、健康传播的社会价值

健康传播活动不仅能促进社会环境的整体健康水平,而且对每一个个体健康行为的改善、健康技能和健康素养的提高具有指导意义。健康传播对个体的价值具体表现在增加个体健康赋权,提高个体健康素养,提升个体健康信念。

1. 增加个体健康赋权

赋权,是指人们获得决策和行动的权利。它意味着被赋权的人有很大程度的自主权和独立性。健康传播为人们赋权主要是指人们通过健康传播获得控制影响其生活和健康方面能力的过程。它包括个人赋权和社区赋权两个方面。个人赋权是指个体在健康传播中提升对健康问题的行为决策和控制能力。社区赋权是指个体参与到社区中,通过人际传播、组织传播,在社区中获得对健康和生活质量更大的影响力和控制力,并获得社区为自身健康问题提供的社会支持。

2. 提高个体健康素养

1998 年,世界卫生组织(WHO)将个体健康素养定义为:健康素养是认知能力和社会技能的表现,依据个人的能力和动机去获取、理解和使用信息的方法,以促进和维持良好的健康。其内涵:一是健康的知识;二是健康的技能。在认知及技能方面,健康素养可分为三个层面:①功能性健康素养:指具备读、写、识数等传统健康教育的素养,能反映对健康风险真实信息的传达,并知道如何运用卫生系统;②互动性健康素养:指个人的素养与技能可以在获得支持的环境下发展,这种教育方式是为了改善个人的行为能力、实践知识的独立性,特别是提高动机和自信,并接受对行为的建议;③批判性健康素养:反映了认知和技能的发展成果,是实现有效的社会支持和政治行动导向,以及个人行动的重要保障,这种类型的健康素养与群体利益有着更明显的联系。

2009 年 12 月 18 日,由卫生部完成的《中国居民健康素养首次调查报告》公布,结果显示,中国居民具备健康素养的比例是 6.48%,具备基本知识和理念、健康生活方式与行为、基本技能三方面素养的比例分别是 14.97%、6.93% 和 20.39%。具备基本技能素养的比例最高,基本知识和理念素养其次,健康生活方式与行为素养最低。

2013 年中国居民的健康素养水平:基本知识和理念素养水平为 20.42%,健康生活方式与行为素养水平为 10.62%,基本技能素养水平为 12.47%。[1]

国外研究表明,低健康素养的病人较少接纳预防性的服务,且经常不遵守医疗指示服药,存在严重的健康后果。近年来,国内民众的健康素养水平虽有提高,但是总体仍然偏低,因此,仍需要通过健康传播给予针对性提高。

3. 提升个体健康信念

健康信念模式(health belief model,HBM)是最早运用于个体健康行为阐释的理论模型。其由美国心理学家 Rosenstock 首先提出,并由 Beeker 和 Maiman 加以修订。健康信念模式从社会心理学角度分析影响健康行为的各种因素,强调个体主观心理过程,如期望、思维、推理、态度、信念等。

根据健康信念模式,有四个关键因素与行为改变密切相关,人们会根据自己对每一个因素的认知程度来决定未来的行为,这 4 个因素分别是:

(1)感知疾病的易感性:个体对自身患某种疾病或出现某种健康问题的可能性判断。

(2)感知疾病的严重性:个体对疾病会对躯体、心理和社会产生多少损害程度的判断。

(3)感知健康行为的益处:个体对采纳健康行为可能带来的益处的主观判断。

(4)感知健康行为的障碍:个体对采纳健康行为可能付出代价的判断,包括毒副作用、时间花费、经济负担、社会接受程度等。

在此基础上,研究者先后提出自我效能(self-efficacy)和行为线索(cues to action)的概念。自我效能是指成功控制内在与外在因素而采纳健康行为,并取得期望结果的信念。健康传播能够帮助人们提高自我效能,更有效地采纳专业人员所建议的积极健康行为。行为线索是导致个体行为改变的最后推动力,主要指任何与健康问题相关的促进个体改变行为的关键事件和暗示,包括内在和外在两个方面。内在线索指身体出现不适的症状;外在线索包括传媒有关健康危险行为严重后果的报道、医生的劝告、家人或朋友的患病体验等,这些信息均可以通过不同形式的健康传播影响个体,改变个体日常不利于健康的行为,提升个体健康信念,提高自我健康水平。

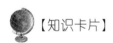【知识卡片】

传播学家 威尔伯·施拉姆的传播功能说

威尔伯·施拉姆(Wilbur Lang Schramm,1907—1987)是美国著名传播学者。先后毕业于马里塔学院、哈佛大学和爱荷华大学,分别获得学士、硕士和博士学位。毕业后在波士顿先驱报、美联社当过记者和编辑,后来离开媒体,开始从事新闻传播学的研究和教学工作。曾任爱荷华大学新闻学院院长,并先后创办了四个传播学研究机构。他著述丰富,一生撰写、主编了近 30 部著作和发表了

---

[1] 中华人民共和国国家卫生健康委员会.2013 年中国居民健康素养监测报告[EB/OL](2017-12-17).http://www.nhfpc.gov.cn.

大量学术论文,是美国传播学的主要奠基人和集大成者,被誉为"传播学之父"。他建立了世界上第一个大学的传播学研究机构和第一个传播院系,编撰了第一本传播学教科书,授予了第一个传播学博士学位,也是世界上第一个具有传播学教授头衔的人。

第一章第三节

施拉姆从政治功能、经济功能和一般社会功能三个方面对大众传播的社会功能进行了总结。他认为,大众传播的政治功能主要包括:监视、协调、社会遗产、法律和习俗的传递。经济功能表现为:关于资源以及买和卖的机会的信息,解释这种信息,制定经济政策;活跃和管理商场,开创经济行为等。一般社会功能则可概括为:雷达功能、管理功能、传授功能和娱乐功能。

功夫结核

本章推荐阅读书目

1. 田向阳.健康传播学[M].北京:人民卫生出版社,2017.
2. 张自力.健康传播学:身与心的交融[M].北京:北京大学出版社,2009.
3. [美]帕特丽夏·盖斯特-马丁,等.健康传播:个人、文化与政治的综合视角[M].北京:北京大学出版社,2006.

本章参考文献

1. 田向阳.健康传播学[M].北京:人民卫生出版社,2017.
2. 张自力.健康传播学:身与心的交融[M].北京:北京大学出版社,2009.
3. 张自力.健康传播与社会[M].北京:北京大学医学出版社,2008.
4. 宋艳丽,房姗.新媒体赋权:健康传播的机遇与挑战[J].贵州工程应用技术学院学报,2015(5).
5. 靳雪征.健康信念理论的建立和发展[J].中国健康教育,2007(12).
6. 师栋楷,何小峰,袁芳.2002—2012年我国健康传播研究的计量分析[J].中华医学图书情报杂志,2013(11).
7. 言靖,李喜根.健康传播研究的理论关照、模型建构与创新要素[J].国际新闻界,2015(11).
8. 刘瑛.美国之健康传播研究[J].华中科技大学学报(社会科学版),2011(5).
9. 脊琳佳,蔡志玲.国际健康传播研究的现状及趋势[J].科学与社会,2013(2).
10. 涂光晋,张媛媛.中国健康传播运动实践研究[J].国际新闻界,2012(6).
11. 林承宇.识读媒介中的烟害讯息[J].西南民族大学学报(人文社科版),2007(1).
12. 胡百精.健康传播观念创新与范式转换[J].国际新闻界,2012(6).
13. 顾宁.日本健康传播现状与课题[C]//2012年度中国健康传播大会优秀论文集,2013.

本章习题

第二章 健康概念与健康理论

 学习目标

理解健康观念的历史变迁,学会用健康的决定因素分析健康问题,认识健康的生态学模型理论、生活方式理论等的重要意义,了解公民的健康权利。

第一节 健康观念与健康的决定因素

【思考】怎样才算健康?

一、健康观念的历史变迁

1. 传统健康观念

20 世纪 50 年代之前,人们对健康的认识是"体格强健,没有疾病",特别是躯体没有疾病。这种健康观比较简单,忽略了那些身体有病但个体尚未察觉,或者早期医学检查尚不能确诊的疾病,将那些有病却没有被发现的人定义为健康人,健康被扩大化了,削弱了人们主动促进健康的意识和积极性。

随着人们对健康认识的深化,这种无病等于健康的观念已经被证明是不科学的。人们认识到,人的身体并非仅仅没有疾病即健康,或有疾病即不健康那样简单。

2. 现代健康观念

1948 年,世界卫生组织提出了著名的健康三维概念:"健康不仅是没有疾病或不虚弱,而且是身体的、心理的和社会的完美状态。"这一健康观兼顾了人的自然属性和社会属性,既包含了作为生物有机体的人的生理健康,又纳入了作为社会人所特有的心理和社会两方面的健康。

(1)身体健康

身体健康不仅指身体无病,而且包括体能良好。后者是一种满足生活需要和有足够的能量完成各种活动任务的能力。

(2)心理健康

心理健康包含两层含义:一是指心理健康的状态,即没有心理疾病、心理功能良好,就是说能以正常稳定的心理状态和积极有效的心理活动,面对实际的、发展变化的自然环境、社会环境和自身内在的心理环境,具有良好的调控能力、适应能力,保持切实有效的功能状态。二是指维护心理的健康状态,能够有目的、有意识、积极自觉地按照个体不同年龄段身心发展的规律和特点,遵循相应的原则,维护和促进心理活动的良好状态。

(3)社会适应能力良好

社会适应能力良好是指每个人的能力应在社会系统内得到充分的发挥,能有效地扮演与其身份相适应的角色,而且每个人的行为与社会规范相一致。

世界卫生组织规定了健康的十条标准:

一是精力充沛,能从容不迫地应付日常生活和工作压力,而不感到过分紧张。

二是态度积极,乐于承担责任,不论事情大小都不挑剔。

三是善于休息,睡眠良好。

四是能适应外界环境的各种变化,应变能力强。

五是能够抵抗一般性的感冒和传染病。

六是体重得当,身体均匀,站立时,头、肩、臂的位置协调。

七是反应敏锐,眼睛明亮,眼睑不发炎。

八是牙齿洁净、无空洞、无痛感、无出血现象,齿龈颜色正常。

九是头发有光泽、无头屑。

十是肌肉和皮肤富有弹性,走路轻松匀称。

3. 四维健康观

1990年,世界卫生组织进一步提出了四维健康概念,即"一个人在身体健康、心理健康、社会适应健康和道德健康四个方面皆健全"。世界卫生组织认为,健康除了身体健康、心理健康、社会适应良好外,道德健康也应纳入健康的范畴。每个人在对自己的健康负有责任的同时也应对社会健康承担义务,不能通过损害他人利益来满足自己的需要,应该按照社会公认的道德规范来约束或支配自己的思想和行为,并具有辨别真伪、善恶、荣辱的观念和能力。

二、健康的定义

2002年,世界卫生组织认为健康是由人类身体和精神功能领域所构成的并且是个体的属性。现代人的健康观是整体健康,世界卫生组织提出"健康不仅是躯体没有疾病,还要具备心理健康、社会适应良好和有道德"。因此,健康不仅是指一个人身体没有出现疾病或虚弱现象,而且是指一个人生理上、心理上和社会上的完好状态,这就是现代关于健康较为完整的科学定义,如图 2-1 所示。

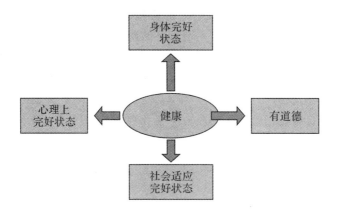

图 2-1 现代健康概念

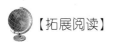【拓展阅读】

世界卫生组织称全球有 3 亿抑郁症患者、5000 万痴呆症患者、6000 万躁郁症患者

2018 年 10 月 9 日，发表在 *The Lancet* 上的一篇报告拉响了全球精神健康危机的警报。文章指出，全球日益严重的精神健康危机或会给公众、社区，以及全球经济带来持久的危害。据世界卫生组织估计，全球约有 3 亿抑郁症患者、5000 万痴呆症患者、2300 万精神分裂症患者和 6000 万躁郁症患者。

报告称，全球精神健康问题凸显，如果不能妥善解决，那么从 2010 年到 2030 年，精神健康问题会给全球经济造成高达 16 万亿美元的损失。其中经济损失大部分是由于生产力下降，以及社会福利、教育和法治等方面开销加大。

虽然如此，但"没有一个国家投入了足够的力量"去解决本国人群精神健康问题。有学者表示，"没有任何其他的人类健康问题像精神健康问题一样被忽视"。

而且报告称，许多国家中罹患抑郁症、焦虑症和精神分裂症的患者，经常遇到人权遭受严重侵犯的情况，包括被强制戴镣铐、虐待和监禁。

The Lancet 主编理查德·霍顿表示，报告凸显出"世界各地患有精神疾病的人遭受令人不齿和震惊的灾难"。

该报告呼吁采取一种基于人权的方式，确保患有精神疾病的人不会被剥夺基本人权，包括就业、教育和其他核心生活经历。

该报告还建议大规模转向精神病患者的社区护理，采取心理社会疗法，比如不仅由专业医护人员而且可由社区卫生工作者、同龄人、教师和牧师向他们提供的谈话治疗。

原文出处：Frankish H, Boyce N, Horton R. Mental Health for all：a

global goal [J]. The Lancet. 2018 Oct 9. pii：S0140-6736（18）32271-2. doi：10.1016/50140-6736（18）32271-2.

链接：https://www.ncbi.nlm.nih.gov/pubmed/30314858

三、健康决定因素

【思考】我们的健康是由我们自己决定的吗？

健康决定因素，是指决定个体和人群健康状态的因素。

1974 年，加拿大卫生与福利部部长 Marc Lalonde 发表了一篇题为"A New Perspective on the Health of Canadians"的著名报告，使用了更广泛的"健康领域概念"替代传统的"所有的健康改善都源自医学"的狭隘观点，提出影响健康的因素众多，可归纳为四类：生物学和遗传、生活方式、环境、卫生服务的可得性。

目前，人们已经确认健康的决定因素是一个复杂多元的系统，其包括以下 7 个因素：

1. 社会经济环境

①个人收入和社会地位：收入水平反映了消费能力、住房条件、营养状况和医疗保健状况。因此，一方面，不同的收入和社会地位直接影响健康水平，从而导致个体健康的不公平性；另一方面，社会的繁荣发展和社会福利的公平性可以保障人们享受到更高的健康水平。

②社会支持网络：良好的健康与家庭、朋友和社会的支持密切相关。有研究发现，强大的社会支持可以成为健康状况的独立保护因子。

③教育：健康状况与文化程度有密切关系。高文化程度能增加就业机会和提高收入水平，提高人们控制生活条件和自我保健的能力。受教育程度高的个体更专注自身的健康状况，主动寻求健康资讯的能力更强。

④就业和工作条件：有稳定和良好的就业和工作条件的个体可以不必为担心失去工作而紧张不安，因而就会有更健康的身体；反之，失业和职业紧张会造成不良的健康状态。

⑤社会环境：社会规范和价值观影响人们的健康和幸福感，稳定的社会、安全而良好的人际关系以及社区的凝聚力，都会提供良好的社会支持，减少对健康的危害。社会环境也可以通过影响行为而对健康产生影响。例如，在一个无烟观念深入人心的社会，戒烟会变得相对容易。

2. 物质环境

自然环境里的物质因素，如空气、水和土壤等物理和生物因素，以及人工环境中如住房、工作场所的安全，社区和道路的设计等都是影响人们健康的重要因素。研究表明，如果社区的设计有利于人们步行，则有利于提高社区人群的体力活动水平，增强健康。

3. 婴幼儿发育状态

人生早期拥有良好的身体素质、幸福的家庭生活、良好的生活习惯，是一生健康生活的基础。缺少父母关爱的儿童更容易染上不良的行为习惯。

4. 个体的行为方式

吸烟、酗酒、滥用药物、不健康的饮食、久坐等不良生活行为都会对人类的健康产生重大威胁。

5. 个人能力和技能

个人获得医药知识的能力对促进其健康水平提高有很大的影响。一个人获得的科学、正确的健康知识越多,他对健康的关注就越多,他的健康意识就越强,自我促进健康的能力也就越强。

6. 生物学和遗传

人体的基本生物学特征是健康的基本决定因素。遗传因素影响着不同个体的健康问题和疾病状况。

7. 卫生服务

卫生服务因素是指卫生机构和卫生专业人员为了防治疾病、增进健康,运用卫生资源和各种手段,有计划、有目的地向个人、群体和社会提供必要服务的活动过程。由于各地经济水平发展不同,政府在公共医疗卫生的财政投入有较大差异,医疗资源分布不均,个体获得的卫生服务的数量和质量都有较大差异。卫生服务水平高的地区,个体就将获得更好的健康促进。

第二章第一节

以上内容表明,个人的身体健康与否,绝不仅仅是受其自身的身体素质和遗传基因的影响,也是社会环境诸多因素与其自身生活行为方式长期相互作用的结果。

第二节　健康的生态学模型

2015 年 3 月初,国内各大网站热播纪录片《穹顶之下》,据不完全统计,在《穹顶之下》发布 12 小时后,其点击量已经突破 600 万次,评论超过 1.2 万条,并以每小时 50 万次的播放量迅速增长,创下严肃题材公益类长视频的播出纪录。截至 3 月 2 日 9:30,《穹顶之下》在国内各大视频网站的总播放量接近 2 亿次。《穹顶之下》是一部时长 103 分钟的纪录片,由前央视著名主持人、记者柴静自费百万元拍摄,是聚焦雾霾及空气污染的深度调查纪录

《穹顶之下》剪辑

片。该片播出后,引爆了公众对雾霾的讨论,同时也唤起我们对环境与健康的思考:外在于我们的社会环境会成为我们健康的隐形杀手吗?

【思考】外在于我们的社会环境会成为我们健康的隐形杀手吗?

一、什么是健康的生态学模型理论

健康的生态学模型理论(health ecological model)强调个体和人群的健康是个体因素、卫生服务,以及物质和社会环境因素相互依赖和相互作用的结果,且这些因素间也相互依赖和相互制约,是多个层面上的交互作用影响着个体和群体的健康,即健康受到个体内在的、人与人之间的、组织的、群体的和公共政策等多层面因素的影响,而且这些因素也

相互作用。健康的生态学模型提供了全面理解健康行为决定因素相互作用的框架。作为一种思维方式,健康的生态学模型启示我们,物质环境、社会环境、生活方式、卫生服务、医疗体制等政策因素都对我们的健康产生重要作用。

影响健康的生态学模型包括四个核心原则:①影响健康有不同层面的因素;②各个层面之间相互作用;③多层面的干预在改变行为方面是最有效的;④当生态模型针对具体行为时,它是最有效果的。

另外,环境心理学家斯托克斯(Stokols)创建了交互作用理论(interractionism),强调人和环境是相互包含的实体的一部分;人与环境都不能脱离对方单独定义,两者之间相互影响、相互制约。他提出四个假说:假说1认为:健康受物质环境和社会环境以及个人因素的多方面影响。假说2认为:环境是多重的,包括社会环境、物质环境,实际存在的环境和体验的环境,离散的或观念的环境(行为环境或社会风气)。假说3认为:环境的参与者可划分为个人、家庭、组织、社区和人群,并且它们各自扮演不同的角色。例如,家庭成员一起努力建立健康行为,决策者制定有利于健康的公共政策,大众媒体进行积极的健康倡导。假说4认为:人与环境的交流发生在循环中,人影响环境,环境又对人们的健康行为产生影响。

他认为,大范围的环境变量可以影响健康行为以及其他健康变量。比如地理变量包括气候、环境污染以及自然环境的恢复效应;环境建设变量包括建筑设计有无保护措施,水质是否良好,以及交通是否安全;社会文化变量包括政治是否稳定,是否有高质量的卫生媒体,是否有健康促进的立法,以及是否有健康行为保险的激励机制等。这些外部环境因素都会对我们的健康产生作用。

在此基础上,研究者提出一个影响健康的五个生态学层次因素,依次是:个体、行为特点、人际和小组、组织和机构、社区和政策。图2-2中的个人特质、行为特点、人际网络、生活和工作条件、社区和政策分别与此对应。

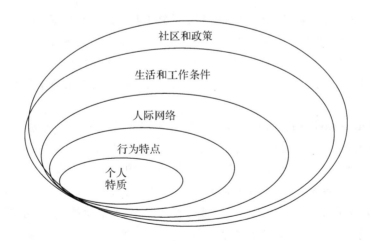

图 2-2　健康的生态学模型

二、生态学模型在健康传播中的运用

(一)吸烟与生态学模型

吸烟,并非完全是个人行为。学者 Unger 提出了吸烟行为的生态学模型(见图 2-3)。

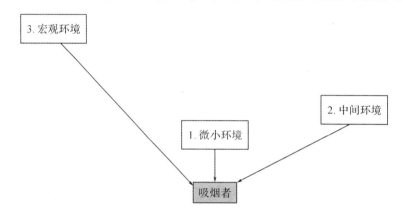

图 2-3　吸烟行为的生态学模型

微小环境:遗传和家庭及同伴的影响。

中间环境:控烟的规章制度和社会风尚。规章制度可以具体到某一特定场所,如医院、学校和餐厅等。

宏观环境:包括烟草种植业和加工业、烟草税收、烟草价格等多方面因素,这些因素既是吸烟行为的社会背景,也是控烟的重要因素。

【案例讨论】环境是如何影响健康的?

案例 1

在澳大利亚北方小岛 Torres Strait 群岛,在过去的几个世纪里,岛上居民种植自己的粮食植物,生活自给自足。但随着新食物不断引入,岛上居民最终依赖于进口食品并几乎停止他们自己的粮食种植,导致的问题是,由于交通不便,运输周期较长,岛上缺乏必备的新鲜蔬菜和水果,岛上居民无法达到推荐的饮食结构,慢性病正处于高发状态。

案例 2

ALR(Active Living Research)是一所专门研究物质环境对体力活动影响的研究机构,总部在美国加州。他们提出,"可步行性概念",即可步行的社区应该拥有维护状况好的人行道和自行车道,有商店、超市等生活设施,有公园及其他娱乐设施,有井然有序的交通设施和稳定的社会治安,有美观的街道和较大的绿化面积,夜间有充分的照明,居民可步行或骑车的频率大大高于"可步行性"低的社区,这样可增加居民的体力活动,提高其健康水平。

案例 3

圣选戈由于直接受加州控烟运动影响,整体吸烟率较低,公共场合的控烟法律最全面,社会大众对吸烟者的指责最大,接受程度最低。而瓜达拉哈拉由于基本不受加州影响,吸烟率较高,公共环境的控烟法律较为欠缺,公众对吸烟者的指责少,接受度高。

从全球范围看,男性吸烟率高于女性。在美国和加拿大,男性略高于女性,但差别不大。在英国和爱尔兰,男女吸烟率几乎相同。在冰岛,女性吸烟率高于男性。但在中国、韩国等东亚国家,男性吸烟率远远高于女性。受文化影响,在这些国家中,女性不吸烟主要是由于社会环境对女性吸烟行为的不支持态度,而对男性则采取较为宽容的态度。韩国男性在移民美国后,吸烟率逐年下降,韩国女性移民美国后,吸烟率则逐年增加。因为他们受美国文化环境的影响,男女分别向美国的男女看齐。

渥太华健康
促进宪章

第二章第二节

《渥太华健康促进宪章》非常重视社会文化和物质环境对健康的影响,非常强调"创造支持性环境"及"建立健康的公共政策"。

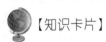 【知识卡片】

斯托克斯与环境心理学

1972 年,联合国在瑞典的斯德哥尔摩举行第一届国际环境保护会议,把环境保护列为人类亟待解决的问题之一,引起了许多国家政府人员和公众的关注。环境心理学的主要奠基者之一柯雷克(Kenneth Craik)于 1973 年在《心理学年鉴》中以"环境心理学"为标题撰写了有关的研究综述,意味着"环境心理学"已经被接受为心理学的一个分支领域。1978 年,环境心理学的另一位主要代表人物斯托克斯(D. Stokols)为《心理学年鉴》撰写了第二篇关于"环境心理学"的研究综述,基本上确定了环境心理学作为心理学分支的正式地位。1987 年,斯托克斯等(Stokols & Altman)主编出版了《环境心理学手册》,被看作环境心理学发展中的一个里程碑,同时也是环境心理学成熟的标志。

环境心理学起初以研究"环境对人行为的影响"为重点,后来发展为研究"人的行为与构造和自然环境之间相互关系"的交叉学科。与认知心理学、人格心理学或教育心理学等学院派主流心理学的分支发展不同,环境心理学在其发展过程中一直保持着其交叉学科或跨学科的特色,吸引着人类学家、人口学家、地理学家、建筑设计师,以及社会规划者和城市规划者的共同参与。环境心理学形成后的 30 年左右的时间里,研究主要集中在以下几个方面:①环境对人的心理和行为的影响,涉及拥挤、噪声、气温、空气污染等的具体研究;②环境因素对人的工作与生活质量的影响,涉及建筑设计与城区规划等方面的研究;③环境与人的行为的交互作用,涉及环境压力、应激反应、环境负荷等方面的研究;④人的行为对周围环境与生态系统的影响,涉及环保行为和环境保护。

第三节　生活方式理论和社会差异理论

【思考】我们的社会地位和所受的教育会影响健康吗?

一、生活方式理论

1. 马克斯·韦伯的生活方式理论

健康生活方式是人们根据自己的生活机会所选择的与健康相关的行为的集合。生活方式是人们长期受一定社会文化、经济、风俗、家庭影响而形成的一系列的生活习惯、生活制度和生活意识,是不同阶层人群在其生活圈、文化圈内所表现出的行为方式。德国著名社会学家马克斯·韦伯认为:"生活方式的差异主要表现在阶层和地位的差异上。"他指出,阶级是基于经济的划分,"等级是根据其货物消费的原则来划分的,表现为'生活方式'的特殊形式";"任何等级的社会都是靠惯例即生活方式的规则维持其制度的"。韦伯认为,阶层是社会生活的客观维度,以一个人拥有多少金钱和资产作为象征;而地位是主观维度,包括别人对其的尊重程度。一般来说,一个人的职业和受教育程度是其受他人尊重的基础。不同地位群体之间的差别取决于人与消费资料的关系,社会经济地位高的群体的生活方式,显然与社会底层群体及中产阶层群体的生活方式不同,在同一地位群体当中的成员享有相似的生活方式。

马克斯·韦伯还注意到社会经济状况决定人们所选择的生活方式,由此实现健康生活方式的机会更大。但韦伯也认为,虽然不同的生活方式把不同社会阶层的人相互分隔,但生活方式也可以跨越其所产生的社会经济阶层。研究证据表明,在当今的西方社会中,原先产生于中上阶层的强调锻炼和运动、合理饮食、避免吸烟等健康生活方式,已经开始传播到所有社会阶层中。

2. 考克汉姆的健康生活方式理论

美国著名医学社会学家威廉·考克汉姆(William. C. Cockerham)指出,马克斯·韦伯生活方式的概念也适用于健康生活方式,因为追求健康生活方式时,就是这个人在尝试按照自己的动机、努力和能力水平产生良好的健康状态。考克汉姆概括了韦伯的观点对健康生活方式研究的重要性,并进一步总结了韦伯以后的研究进展。

3. 健康生活方式理论的核心观点

从韦伯到考克汉姆逐步发展起来的健康生活方式理论,其基本概念框架可进一步概括为以下6点:①韦伯发展了社会学中"社会经济地位"的概念,社会经济地位是一个人社会阶层地位的根本反映。韦伯认为一个人在社会等级中的地位不仅仅取决于其收入水平,而是由收入水平、受教育程度及职业地位3个因素综合决定的。②生活方式反映了一个人的社会地位。韦伯认为,生活方式基于人在消费什么而不是生产什么,当选择的生活方式是为了获得健康时,人们的活动目标最终就是一种消费性活动,即人们努力获得健康来达到延长寿命、享受生活和继续工作等目的。③生活方式是以选择为基础的,但是这些选择取决于个体实现某种生活方式的可能性,而这种可能性又取决于这个人的社会经济环境。④特定的生活方式是特定的社会经济群体的特点。健康生活方式似乎是上层及中层的特点,但它具有超越社会阶层界限影响到全社会的潜力。⑤社会经济地位对生活方式的选择固然非常重要,但它不是决定生活方式的唯一因素。除了社会阶层因素外,还应该重视年龄、性别等其他因素对健康生活方式的选择。⑥一个现代文明社会的明显标志是,无论属于哪个社会经济阶层,人们都会在环境和机会允许的条件下接受健康生活方式。

二、社会阶层差异理论

1. 社会地位决定健康水平

社会阶层是由收入水平、职业地位和受教育程度三个要素决定的。社会阶层是影响生活方式的重要因素,韦伯用"生活机会"来解释获得特定生活方式的可能性,即一个人想要获得某种生活方式,必须有资金、地位、权力和社会关系的支持。收入水平、职业地位和受教育程度这三个因素综合起来反映了一个人的社会经济地位。社会阶层或社会经济地位与健康状况之间存在重要的相关性,从收入水平、职业地位和受教育程度三个因素分别来看,它们都对健康产生直接或间接的影响,并且它们之间还存在着相互影响。

收入水平与人们的消费能力、生存条件、生活水平、营养和医疗保健状况等密切相关。由收入差距带来的社会地位、受教育机会、生活压力、心理影响等差异,对人们的健康也将产生很大的影响。健康状况是随着收入水平和社会经济地位的提升而改善的,收入水平和社会经济地位较高的人通常有较多的自主选择权,他们可以选择安全的居住环境,购买有营养的食物,更有条件投资于健康。

职业地位的差异不仅与健康危险因素有密切联系,还影响着人们的生活方式和心理压力,决定着人们能否有足够的收入用于医疗保健,以维护自身的健康。

受教育程度代表着人们获取社会经济资源的能力,决定着人们的收入水平,是影响人们健康的最大因素。教育还能提高人们获取健康资讯的能力,帮助人们保持或改善健康。受教育程度高的人能接触到更多的健康相关知识,更了解健康生活方式的优点和预防保健的重要性,从而帮助他们采取健康行为,降低危险因素对健康的影响。当发生健康问题时,他们还能够更好地利用医疗卫生资源。社会阶层与健康状况之间关系的研究表明,人群健康存在着明显的社会阶层差异。同一社会不同社会阶层的人的健康状况是不同的,处于较高社会阶层的人的健康状况要好于较低社会阶层的人,主要的原因是社会阶层影响着人们获得基本医疗保健服务的机会。

在经济上处于不利地位的低社会阶层的人和高社会阶层的人相比,较少利用医疗保健服务,很多经济上有困难的人只在出现紧急情况时才去就医。人群之间健康的差异主要是社会特征的差异,而不是卫生保健方面的差异。健康梯度不单独是一个贫困问题,穷人健康状况不佳,健康不平等,是一个社会经济地位或社会分层结构问题。总的来说,健康不决定社会地位,是社会地位决定了健康。

2. 不平等的健康权

健康不平等是由社会造成的人群总体健康差异和不公正。哈佛大学经济学和哲学教授、诺贝尔经济学奖获得者阿玛蒂亚·森（Amartya Sen）认为,卫生服务的公平分配关系到政治权利问题,健康的不平等与人的权利不平等相关。健康的社会决定因素所体现的基本价值取向是健康公平。世界卫生组织的专家指出,健康的社会决定因素是导致疾病的"原因的原因",以往的卫生政策只考虑直接导致疾病的生物原因是不够的,还必须考虑健康的社会决定因素,重视健康损益背后的社会性机制。健康决定因素的本质表明,政府不仅仅要关注特定公共卫生问题对人群造成的危害,还必须主导维护国民健康的社会性政策措施,从影响健康的"原因的原因"入手,把实现健康公平作为基本价值目标。

中国在 2001 年签署了联合国《经济、社会及文化权利国公约》,该公约第 12 条要求:"本公约缔约各国承认人人有权享有能达到的最高的体质和心理健康的标准。"也就是说,中国政府已经承诺,人人应享有可能达到的最高标准的身体健康和精神健康的权利。健康权是指政府必须创造条件使人人能够尽可能健康。这些条件包括确保获得卫生服务,健康和安全的工作条件,适足的住房和有营养的食物。健康权的核心内容是"任何国家的任何人都不应该生活在健康基线之下"。健康权的设置,明确了保障国民健康权益是政府的重要职责,政府应该保证国民享受公平的医疗卫生服务待遇。

因此,健康问题实际上就是一个政治问题,促进和维护国民健康需要国家层面的制度设计和财力投入。

2016 年 11 月,第九届全球健康促进大会在上海举行,中国政府发表《2030 可持续发展中的健康促进上海宣言》(简称《上海宣言》):我们重申,健康作为一项普遍权利,是日常生活的基本资源,是所有国家共享的社会目标和政治优先策略。联合国可持续发展目标为我们确立了投资健康、确保全民健康覆盖、减少所有年龄段人群健康不公平现象的义务。我们决心做到"一个都不能少"。

　　经济社会文化　　　　　　　上海宣言　　　　　　第二章第三节
　　　权利公约

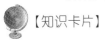【知识卡片】

马克斯·韦伯与生活方式理论

马克斯·韦伯(1864—1920),德国著名社会学家、政治学家、经济学家和哲学家,是现代最具生命力和影响力的思想家之一。马克斯·韦伯与卡尔·马克思、爱米尔·涂尔干并列为现代社会学的三大奠基人。

马克斯·韦伯在其所著《经济与社会》一书中对"阶级状况"、"阶级"和"身份"的概念作了明确的界定。他认为,"阶级状况"是指对"获取货物、谋得一个人生地位和寻求内在满足的典型概率"，"阶级"是指处于同样阶级状况中的所有人。而"身份"意味着根据正面或负面特权得到社会评价的有效要求，它的基础包括生活方式、正规教育和出身威望或职业声望。马克斯·韦伯认为，身份要依赖一种清晰的或者模糊的阶级地位，但它并不仅仅取决于经济地位，例如，货币和经营者的地位本身并不是身份资格；缺少财产本身也并不意味着丧失了身份资格；反过来，身份尽管不能完全由此决定，但却能够影响到与身份不符的阶级地位。例如，一个军官、文职公务员或大学生，可能会由于财富的差异而处于截然不同的阶级地位，但却不会导致不同的身份，因为教养和教育造就了一种共同的生活方式。而且人们很快可与其他的采取同种方式生活的人结成朋友。

马克斯·韦伯在其《阶层、地位与权力》一文中指出：资本、财富与收入本身并不能成为区分阶级的生活方式的指标。如收入水平虽然相同，但是因为进行消费选择时的特征不一样，生活方式却可能表现出不同的形式。而生活方式本身又是通过一定的消费模式表现出来的。在马克斯·韦伯看来，阶级是按照他们与商品生产和商品获取的关系而划分的，而"地位群体"是按照他们特殊的生活方式中表现出来的消费商品的规律来划分的。

在《新教伦理与资本主义精神》中，马克斯·韦伯提出了一个著名的论点："那就是新教徒的生活伦理思想影响了资本主义的发展。"

本章推荐阅读

1. ［英］戴维·斯图克勒.［美］桑杰·巴苏.身体经济学：是什么真正影响我们的健康［M］.陈令君，译.北京：机械工业出版社，2015.

2. ［美］威廉·考克汉姆.医学社会学［M］.高永平，译.北京：中国人民大学出版社，2012.

3. 郑频频，史慧静.健康促进理论和实践［M］.2版.上海：复旦大学出版社，2011.

4. ［法］马赛尔·德吕勒.健康与社会：健康问题的社会塑造［M］.王鲲，译.南京：译林出版社，2009.

本章参考文献

1. 郭继志，赵拥军，徐凌中.社会医学［M］.济南：山东人民出版社，2010.

2. 郑频频，史慧静.健康促进理论和实践［M］.2版.上海：复旦大学出版社，2011.

3. 冯显威.健康社会学发展中的新理论范式研究［J］.医学与社会，2012(1).

4. ［美］威廉·考克汉姆.医学社会学［M］.高永平，译.北京：中国人民大学出版社，2012.

5. 刘建新，高岚.简述环境心理学的形成与发展［J］.学术研究，2005(11).

本章习题

第三章　烟草危害和控烟传播

 学习目标

　　掌握烟草危害的知识,了解国内外控烟现状;认识到国内控烟遭遇到的问题与存在的难点;熟悉控烟的法律与控烟传播技能。

　　2015年12月31日,北京控烟协会在一封致电影《老炮儿》剧组和国家新闻出版广电总局的公开信中指出,吸烟有害健康,人所共知,室内吸烟是对他人健康权益的粗暴侵害。在电影《老炮儿》中充斥着大量吸烟镜头:138分钟的影片中,点烟、吸烟、递烟的涉烟镜头在28个场景的102个镜头中出现,男主角抽、女主角抽,老的抽,少的也在抽,好像所有人都在抽,过多的吸烟镜头客观上有误导吸烟之嫌,容易对社会公众,特别是对青少年产生不良影响。

　　从这封公开信中我们可以看到,对于吸烟损害健康,人们的认识并不一致,目前只有一些与健康相关的专业机构对烟草的危害高度敏感,而大部分普通百姓对吸烟给健康带来的危害并没有产生足够的重视。

　　安妮·莱克拉克曾写过:"香烟,一个奇怪的悖论,当你吸烟时,它在无声中言语,在静止中运动;在杀害你的同时,给你生存的一切活力!"

　　【思考】中国人是如何看待吸烟对健康的影响的?

第一节　人类认识烟草的历史

一、人类早期对烟草制品的认识

　　人类早期,烟草被赋予了各种神秘色彩,吸烟成为祭祀典礼上的仪式之一,同时,烟草还被当作治病的良药。北美印第安人在举行成人仪式时,把烟雾吹到青年人身上,用以祈祷他们将来幸福。中国史书上最早提到烟草的,是明末张介宾的《景岳全书》,这部医书记载:"烟草,味辛气温,性微热",烟草"用以治表,善逐一切阴邪寒毒。山岚瘴气风湿,邪闭腠理,肋骨疼痛,诚顷刻取效之神剂……"1494年,西班牙人占领美洲加勒比海岛屿,奴役岛上印第安人,同时染上了梅毒,他们发现烟草可以治疗梅毒。1665年,英国人发现吸烟的人很少感染鼠疫，因此当时的人们普遍认为烟草可以防治瘟疫。第一次世界大战前夕，法国科学家迪柏马洪在军队中做了一次关于流行性脑炎的传播与预防的调查，发现未被传染的士兵中94％是吸烟的，已经被传染的士兵中75％不吸烟或只是偶尔吸烟，所以在当时认为吸烟对流行性脑炎有一定的抑制作用。

二、人类遏制烟草制品危害健康的行为与措施

随着对烟草认识的深入，人们发现吸食烟草制品所带来的危害远远大于益处。1604年，英国国王詹姆斯一世撰写了《扫除烟害运动》，发布了著名的"强烈反对使用烟草"的训令，并将烟草进口税由原来的200％提高到4000％，他认为对这个邪恶的习惯必须加重征税。同时，詹姆斯也还采取严厉的惩罚行动，对传入烟草的雷里爵士大加挞伐，甚至处以绞刑。

1795年，德国人赛玛林格首先提出"吸烟有害健康"这一观点，并撰文阐述吸烟斗易生唇癌。1927年，英国医生伊·蒂尔登在医学杂志《柳叶刀》撰文称，肺癌患者的根源是吸烟。

1954年，英国皇家医学会发表题为《吸烟与健康》的文章，引发世界性反烟浪潮。1957年，美国癌症心脏研究所、美国癌症研究会和美国心脏学会共同成立的研究小组经研究后明确宣布：吸烟与肺癌有直接关系或因果关系。1964年，美国医政总署依据6000多篇论文，首次提出：吸烟是一种与疾病和死亡有关的极为重要的因素，须立即采取措施。1969年，世界卫生组织欧美委员会颁布决议：吸烟严重危害人体健康，禁止在世界卫生组织会场吸烟。

1999年，第52届世界卫生大会通过决议，着手制定《烟草控制框架公约》。2003年5月21日，世界卫生组织通过了第一个限制烟草的国际性条约——《烟草控制框架条约》，标志着控烟运动已由个人、组织或国家（或地区）行为上升为全球范围内有组织、有计划的统一行动，这意味着烟草控制已经走向以国际法为依据的全球控烟行动。[①]

烟草控制框架公约

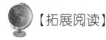【拓展阅读】

1987年6月1日，北京火车站全站禁烟，成为我国第一个无烟火车站。

1992年5月，香港东方有限公司与武汉龟山电视塔签订了三年合同，在有

---

① 李科文,卫书彪.吸烟的历史(M).重庆:重庆出版社,2007.

"亚洲桅杆"之称的龟山电视塔上做"KENT"牌卷烟广告。1993年年末,在第四届全国吸烟与健康学术会议上,卫生部相关负责人指出,该电视塔上的广告不除,将取消武汉市评选全国卫生城市的资格。随后,湖北龟山广播电视广告开发中心不得不于1994年6月终止了合同,并支付了100%的违约金。

第二节　吸烟的危害

【思考】吸烟为什么会有害健康?

一、烟草制品中的有害成分

什么是烟草制品?《中华人民共和国烟草专卖法》规定:"卷烟、雪茄烟、烟丝、复烤烟叶,统称烟草制品。"

研究显示,烟草制品的核心成分是尼古丁、一氧化碳、焦油、多环芳烃等。烟草中的主要化合物有:含氮化合物、有机酸、芳香物质、糖类和灰分。现代科学技术已明确测定出烟草烟雾中含有7000余种化学成分,其中主要的有害成分至少包括:69种已知的致癌物,如稠环芳香烃类、N-亚硝酸基胺类、芳香胺类、甲醛、1,3-丁二烯等;有害气体,如一氧化碳、一氧化氮、硫化氢及氨;具有很强成瘾性的尼古丁。烟草烟雾中含有的多种有害成分会对人体健康造成整体性危害。

1. 尼古丁

尼古丁是生物碱的主要代表物,是烟叶中的主要有害成分,毒性很大,40～60mg剂量足以使人致死。它会刺激神经系统的末梢神经,使其先兴奋后麻痹,这就是吸烟者容易上瘾、戒烟困难的原因。烟草烟雾中的尼古丁以质子化和非质子化两种形式存在,非质子化尼古丁易挥发,可进入烟草烟雾气并迅速透过肺泡细胞脂质膜被人体吸收。尼古丁具有很强的成瘾性,烟草中尼古丁的作用相当于鸦片中的吗啡和可卡因的作用。血液中的尼古丁含量下降时,可使人产生再吸一次烟或再用一次烟草制品的渴望。尼古丁还会对心血管系统造成伤害。

2. 挥发性物质

烟草烟雾中含有多种挥发性物质,其中主要的有害物包括一氧化碳、氮氧化物、含硫气体以及挥发性有机物。烟气中的成分随卷烟燃烧的温度而变化,当温度上升到300℃时,烟叶中挥发性物质或低沸点的物质就开始形成烟气,上升到450℃时,烟丝开始焦化,吸抽时最高温度可达900℃。此时烟气中含有400～500种化合物,其中主要的有毒物质有苯、甲醛、肼、二硝基丙烷、氨基甲酸乙酯、氯化烯、一氧化碳、乙醛等,前六种物质为致癌物质。烟气中一氧化碳含量很高,对人体危害大。二氧化碳和一氧化碳产生于烟草的燃烧过程,是除氧气、氮气之外,在主流烟草烟雾中含量最大的成分。一氧化碳是有害气体,每支卷烟烟雾中一氧化碳的含量在1%～5%,它和血红蛋白的亲和力比氧高250倍,吸烟者血液中的碳氧血红蛋白可高达20%。碳氧血红蛋白升高,会导致肪壁缺氧,使动脉内壁水肿,促进血脂渗入动脉内膜下组织,这是动脉粥样硬化的开端。若吸烟者患有心血管疾病,其症状更易恶化。若孕妇吸烟,烟草烟雾中的一氧化碳会导致胎儿缺氧,进而影响胎儿发育,甚至造成胎儿死亡。

烟草烟雾中,氮氧化物由烟叶中的含氮氨基酸及蛋白通过燃烧转化而来,主要包括一氧化氮、二氧化氮、一氧化二氮等。氮氧化物具有很强的氧化作用,接触氮氧化物会对呼吸系统造成损害。烟草烟雾中最主要的含硫气体是硫化氢,这是一种有很强刺激性的气体,会导致气道黏膜刺激症状。烟草烟雾中含有大量挥发性有机物,主要是由烟草燃烧产生,其中主要包括芳香族烃、碳基化合物、脂肪族烃和腈类。烃类中 1,3-丁二烯是致癌物;碳基化合物中的甲醛具有极强的致癌性,同时还会抑制呼吸道纤毛运动。腈类物质中最重要的是氰化物,这是一种有很强氧化活性的物质,长期接触会导致呼吸道损伤。

3. N-亚硝胺

烟草烟雾中存在多种 N-亚硝胺类物质,烟草中的尼古丁和尼古丁降解产物均可以与亚硝酸钠反应生成 NNN 和 NNK。研究显示,NNN、NNK 和其他一些烟草特有亚硝胺具有致癌性,与肺癌等多种癌症的发生有关。

4. 稠环芳烃

稠环芳烃是有机物不完全燃烧产物。最新研究显示,烟草烟雾中有超过 500 种稠环芳烃,其中烟叶燃烧后的烟气含有烟焦油,烟焦油里含有多环芳烃化合物和酚类化合物,其中多环芳烃具有强致癌性,酚类化合物也具有致癌性,这些化合物占烟焦油总量的 65%~75%,包含了多种致癌物,如苯并芘,是肺癌和其他癌症的主要致病因素。[①]

5. 芳香胺类

研究显示烟草烟雾中含有芳香胺类物质,其中 2-萘胺、4-氨基联苯是致癌物。

6. 杂环胺

烟草烟雾中存在的杂环胺对人体具有致癌作用。

7. 自由基

烟草燃烧会产生大量的自由基,自由基有很强的氧化性,在人体内会引发氧化应激。研究结果表明氧化应激在炎症发生、内皮功能障碍、脂质异常和血小板激活等病理过程中发挥作用。

8. 金属及放射性物质

烟草及烟草烟雾中的金属主要是从土壤中吸收的。烟草中含有的金属包括镉、铅、钴、锑、砷和汞,烟草中的多种金属有致癌作用,同时导致 DNA 损伤。在烟草中还可以检测到一些放射性物质,如铅—210、钋—210[②] 等。

二、吸烟的健康风险

吸烟是指吸烟者主动吸入的烟草制品燃烧产生烟草烟雾的行为,吸卷烟是最常见的吸烟行为。吸烟对于人体健康会造成极大的危害,甚至导致死亡,具体表现为:

(1)吸烟会提高罹患癌症的概率,导致多种恶性肿瘤,包括肺癌、口腔癌、鼻咽癌、喉

---

① 金平正,金闻博.卷烟烟气安全性与危害防范[M].北京:中国轻工业出版社,2009:1-2.

② 中华人民共和国卫生部.中国吸烟危害健康报告[M].北京:人民卫生出版社,2012:5-7.

癌、食管癌、胃癌、肝癌、胰腺癌、膀胱癌、乳腺癌、宫颈癌、急性白血病等。

（2）吸烟导致慢性阻塞性肺疾病、哮喘,增加呼吸道感染的风险。

（3）吸烟增加肺结核患病风险。

（4）吸烟导致冠心病、脑卒中和外周动脉疾病。

（5）女性吸烟会造成受孕率降低、流产、死胎、胎儿早产、婴儿出生体重轻,增加婴儿猝死综合症的风险

（6）吸烟会提高骨质疏松的风险

自己不吸烟,但长期在有烟草烟雾的环境中,即人们通常所说的"被动吸烟",同样也会对健康带来风险。被动吸烟,准确地说应称为"二手烟"暴露。"二手烟"是指由吸烟者在吸烟过程中吐出的主流烟草烟雾和卷烟或其他可燃吸烟草制品燃烧时散发出的侧流烟草烟雾所造成的弥散于空气中的一种混合物,又称为环境烟草烟雾（environmental tobacco smoke, ETS)或"他人烟草烟雾"。世界卫生组织《烟草控制框架公约》第8条的实施准则中提出,应避免使用"被动吸烟"这一术语,因为法国及其他地方经验表明,烟草业可使用该术语支持"自愿接触二手烟是可以接受的立场"。

研究表明,二手烟与主动吸烟者吸入的主流烟草烟雾相比,其化学成分及各成分浓度是不同的。一些对人体有严重危害的化学成分在二手烟中的含量要远远高于主流烟草烟雾。早在2000年,美国的相关研究就表明,二手烟中至少含有250种有毒物质,其中含有69种致癌物质。大量证据表明,二手烟暴露会对人体健康造成严重损害。有充分证据表明,二手烟可导致肺癌、冠心病、鼻部刺激症状。二手烟暴露对孕妇和儿童健康造成的危害尤为严重,孕妇暴露于二手烟中可导致婴儿猝死综合症和婴儿体重降低、婴儿早产、新生儿神经管畸形和唇腭裂。儿童暴露于二手烟会导致呼吸道感染、支气管哮喘、肺功能下降、急性中耳炎和复发性中耳炎等疾病。还会导致多种儿童癌症,加重哮喘患儿病情,影响哮喘的治疗效果。2010年《美国卫生总监报告》明确指出,二手烟暴露没有所谓安全水平,而且即使短时间暴露于二手烟中也会对人体的健康造成危害。

在美国、希腊、英国、瑞典、俄国、日本和中国等国家对在终生不吸烟但其丈夫吸烟的女性的研究中发现,接触香烟烟雾与肺癌发生之间有明显的联系,被动吸烟可使发生肺癌的危险性增加30％。2010年全球成人烟草流行调查显示,我国有7.4亿非烟民遭受二手烟暴露,公共场所是二手烟暴露最严重的地方。餐厅是市民光顾最多的地方,也是二手烟暴露问题最严重的地方。二手烟暴露同样可导致肺癌、冠心病、脑中卒、乳腺癌和鼻窦癌、急慢性呼吸道症状肺功能下降、支气管哮喘、慢阻肺等疾病。在室内设置吸烟区、安装通风换气设施都不能避免二手烟暴露的危害,唯一有效的方法就是室内完全禁烟。

三、"低焦油卷烟"和"中草药卷烟"同样会导致巨大的健康风险

近几十年来,对卷烟设计的改变,包括加装过滤嘴、推出"低焦油"和"淡味"卷烟,并未降低吸烟者的疾病风险。大量证据表明,这些"新型卷烟"同样会导致巨大的健康风险。烟草业设计和推出的"低焦油""低危害"卷烟,并加入中草药等添加物的目的在于提高卷烟的吸引力,从而诱使吸烟或削弱吸烟者戒烟的愿望。

美国国立癌症研究所2001年的报告明确指出,虽然自1968年以来,美国的卷烟中焦

油平均含量降低了44％，尼古丁平均含量降低了34％，但这并不意味着吸烟者实际吸入的焦油和尼古丁有所减少。大量的流行病学研究证实，"低焦油卷烟"与普通卷烟一样会对人体健康造成危害。2010年关于烟草问题的《美国卫生总监报告》也明确指出：在过去50年间，烟草产品设计的改变（增加过滤嘴、"低焦油"及"淡味"系列产品）并没有降低吸烟者的整体疾病风险，但有可能对预防吸烟及戒烟造成误导，形成阻碍。

　　基于以上种种研究，世界卫生组织2003年公布的《评价新烟草制品或改进烟草制品的指导原则》明确指出："已有的证据说明，吸不同焦油和尼古丁含量的卷烟产品或带有清淡、柔和等修饰词语的卷烟产品不会带来疾病风险方面的差别。"2003年通过并已经在174个国家（或地区）生效的《烟草控制框架公约》，要求各缔约方明确禁止在烟草制品包装和标签上使用"淡味""低焦油"等误导性描述。中国低焦油卷烟的销量呈逐年上升的趋势，上海的一项研究显示，吸"低焦油卷烟"者吸入体内的尼古丁、亚硝胺、稠环芳烃等有害物质的含量并不比吸普通卷烟者低。

　　所谓"中草药卷烟"，实际上就是将中草药添加在滤嘴中或烟丝里，或者将中草药的提取液喷洒在烟丝上，其卖点是中草药的药用功能，期望达到降低吸烟危害，甚至产生保健作用。国内一项独立研究显示，吸"中草药卷烟"者体内的尼古丁、亚硝胺、稠环芳烃等有害成分含量与吸普通卷烟者没有差别。

　　因此，吸"低焦油卷烟"和"中草药卷烟"同样会导致巨大的健康风险。

北京市控烟
宣传片

第三章第一节

第三节　中国控烟现状与控烟障碍

【思考】为什么许多人明知道吸烟有害健康，却依然要吸烟？

一、中国吸烟状况与吸烟人群

　　全球有120多个国家和地区种植烟草，种植面积达到380万公顷。中国是世界上最大的烟草生产国（2009年全球烟草产量为710万吨，其中中国产量超过300万吨，占全球烟草总产量的43％）。全世界卷烟生产量从1970年的300万吨增长到2000年560万吨，其中发达国家从200万吨增长到250万吨（年增长率0.9％），而发展中国家则从100万吨增长到300万吨（年增长率为3.9％）。中国的卷烟生产量增长尤为明显，1970—1972年的年均卷烟产量仅为39万吨，而1999年则增长到167万吨。卷烟产量占烟草制品总产量的 90％以上,其生产和消费情况在一定程度上反映出烟草生产和消费的总体情况。2010 年全球只有 8 个地区的烟草消费呈增长趋势,而中国是增长最快的,从 2002 到 2011 年,中国 10 年增长了 41％。目前,中国是世界上最大的卷烟生产国和消费国。

据世界卫生组织统计,全球目前约有 11 亿吸烟者,每年有 600 多万人死于与吸烟相关的疾病,如果得不到有效控制,预计 2030 年,每年吸烟所致的死亡人数将增加到 800 多万人。

近年来,多数发达国家均采取了有效控烟措施,使吸烟率呈明显下降趋势。美国自 20 世纪 70 年代以来,成年人吸烟率一直呈下降趋势,目前为 19.3％(男性 21.5％,女性 17.3％);在澳大利亚、新西兰和新加坡,吸烟率下降趋势明显,15 岁以上的人群吸烟率均低于 20％。中国现有吸烟者 3.01 亿人,15 岁以上人群吸烟率为 28.1％,其中男性为 52.9％,女性为 2.4％。世界卫生组织统计数据显示,在 120 个接受调查的国家中,中国男性吸烟率排在第 8 位,约为美国男性吸烟率的 2.5 倍。

中国分别于 1984 年、1996 年、2002 年和 2010 年进行了 4 次全国吸烟流行病学调查,其中男性吸烟率居高不下,90％以上吸卷烟,女性吸烟率维持在较低水平;农村地区吸烟率略高于城市地区;受教育水平低的人群吸烟率维持在高水平。2010 年的调查发现,52.7％以上的吸烟者在 20 岁前已成为每日吸烟者。

全世界有 40％的青少年、33％的男性和 35％的女性不吸烟者在遭受二手烟暴露危害。国际经验表明,国家无烟环境法律的制定和严格执行可使室内工作场所二手烟暴露显著降低。20 世纪 90 年代以来,中国已有多个城市制定了公共场所禁止吸烟的地方性法规、规章,而且多数地方所制定的法规与《公约》的要求有很大的差距,且执行欠佳,这也是多年来中国人群二手烟暴露水平居高不下的重要原因之一。2010 年的调查显示,在 9 亿多不吸烟的成年人中约有 5.6 亿人遭受二手烟暴露,加上约 1.8 亿遭受二手烟暴露的儿童。目前,全国约有 7.4 亿不吸烟者遭受二手烟的危害,女性遭受二手烟暴露率高于男性。

2010 年全球成人烟草调查(GATS)中国调查结果显示,室内公共场所吸烟的现象仍然十分严重。在被调查的各类室内公共场所中,出现吸烟现象比例最高的是餐厅,为 88.5％;其次是政府办公楼,为 58.4％;医疗卫生机构、学校、公共交通工具分别为 37.9％、36.9％、34.1％。在政府办公楼、医疗卫生机构和公共交通工具三类场所出现吸烟现象的比例,农村普遍高于城市,其中在公共交通工具内吸烟的比例差异最大。[①]

二、中国控烟现状

2016 年第 1 期《中国肿瘤临床与康复》载文称,中国目前有 3.5 亿吸烟人群;7.4 亿人受二手烟暴露的侵害,近 40 年我国肺癌死亡率持续上升,每年死于烟草相关性疾病的人数为 100 万人,超过了因艾滋病、结核病、交通事故死亡人数以及自杀死亡人数的总和,占全部死亡人数的 12％,预计 2030 年将上升至 33％,这与烟草使用带来的危害密不可分。

---

① 中华人民共和国卫生部.中国吸烟危害健康报告[M].北京:人民卫生出版社,2012.

吸烟是许多疾病的致病原因,但目前国内居民对烟草危害的知晓情形并不令人乐观。刊登在 2017 年《中国慢性病预防与控制》期刊上,由中国疾病预防控制中心控烟办公室屠梦吴、南奕等所写的《中国成人对烟草危害知晓率的现状分析》一文提供的数据显示,中国成人对吸烟能够导致中风、心肌梗死、肺癌和勃起功能障碍的知晓率为 12.1%,其中城市居民为 16.1%,农村居民为 7.9%;中国成人对二手烟导致成人心脏病、成人肺癌、儿童肺部疾病三种疾病的知晓率为 36.0%,其中城市居民为 44.7%,农村居民为 27.0%;中国成人对低焦油卷烟危害性的知晓率为 24.5%,其中城市居民为 30.1%,农村居民为 18.8%。不同国家之间的对比结果显示,我国民众对吸烟危害的知晓率在国际上处于落后水平。[1]

目前,国内吸烟人群与吸烟场所的分布具有以下特点:

(1)机关单位是吸烟的重点场所,机关公务人员吸烟率居高不下。从对某市重点场所全面无烟政策实施后控烟情况的调查看,在吸烟率和二手烟暴露率等方面,机关单位均显著高于医疗单位。吸烟的公务员中超过九成在上班时间吸烟,楼内指定区域、走廊、洗手间、办公室是他们常吸烟的地方。某省通过调查发现,在重点人群中,公务员吸烟率最高(20.94%),其次为教师(14.81%),再次为医生(13.54%)。特别是省级机关单位公务员吸烟率最高,为 38.46%,非卫生行政部门公务员吸烟率为 23.55%,高于卫生行政部门的 12.5%。

(2)餐厅暴露严重,但控烟不利。通过调查发现,只有 20% 的餐馆全面禁烟,在餐馆入口处和餐馆大堂张贴禁烟标示的只有 16% 和 57%,由于餐馆内张贴禁烟标示不足,禁烟氛围营造不够,仍然有 60% 的餐馆大堂或卫生间有吸烟现象。2018 年 2 月 1 日,宁波市发布禁烟令《宁波市禁止吸烟执法工作实施细则》,该细则中明确规定禁止吸烟的场所为医疗卫生服务场所、教学活动场所、公共交通工具等,但作为"二手烟"投诉的重灾区,餐馆却不在其中,广大市民为此提出了质疑。[2]

(3)吸烟率与文化程度高低成反比。中专及以下学历者吸烟率为 18.35%,硕士及以上学历者吸烟率为 12.90%。本科生吸烟率为 16.67%,硕士生为 8.0%。

(4)吸烟率随年龄的增长而上升,30 岁以下吸烟率为 14.55%,50 岁以上人群吸烟率高达 22.62%。

(5)在校大学生也是一个不容忽视的吸烟群体,以 2014 年某地财贸职业学院为例,全校吸烟者有 573 人,吸烟率为 24.91%,主要吸烟场所是寝室和卫生间。[3] 2015 年中国成人烟草调查报告显示,2015 年 15 岁及以上人群的吸烟率为 27.7%,包头市某高校大学生吸烟率为 19.2%,广东省某高校大学生吸烟率为 17.22%,江苏省南京市大学生吸烟率为 17.6%,新疆维吾尔自治区大学生吸烟率为 16.1%[4]。

(6)上海 15~69 岁人群吸烟率为 23.3%,其中男性吸烟率为 46.8%,女性吸烟率为

①　屠梦吴,南奕.中国成人对烟草危害知晓率的现状分析[J].中国慢性病预防与控制,2017(6):404.
②　餐馆缘何成了禁烟真空区?[N].宁波日报,2018-3-19(12).
③　焦剑荣.高职在校大学生吸烟状况调查[J].中国市场,2013(49):99-100.
④　朱梓嫣,郑频频.国内外大学生吸烟行为研究进展[J].健康教育与健康促进,2017(2):110-113.

2.0%,每天吸烟的人中最小年龄是 14 岁。按 15～69 岁常住人口算,目前上海市吸烟者人数为489.6 万人。

另外,2016 年 1 月 26 日新探健康发展研究中心发布的 2015 年《中国控烟观察——民间视角》报告显示,按照当初的规划目标,成年人吸烟率要从 2010 年的 28.1%逐步下降到 25%以下,成年女性吸烟率要保持较低水平并有所下降。然而自 2013 年以来,中国疾控中心调查显示,中国 15 岁以上人群吸烟率仍超过 27%,男性吸烟率过半,未见明显下降,而女性也与 2010 年大体持平,总体上没有达到规划目标。

在提高烟税方面,自 2009 年起,我国对烟草有过两次调税,但价税未曾联动,控烟效果并不理想。时隔六年,2015 年再度调整烟草消费税,并同时对卷烟零售价进行调整。烟草税的调整应当小步快走,使之常态化,以收到控制烟草消费、保护公众健康之效。

在警示烟草危害方面,截至 2015 年 5 月,世界上已有 85 个国家/司法管辖区采用了图形警示。其中,有 60 个国家图形警示面积超过 50%,最大的已达烟盒正反面的 90%。虽这是最有效的警示方式,但中国烟草业以可能引起税利迅速下滑为由,竭力阻挠,至今未得到采用。

报告指出,目前中国对公共场所禁烟进行立法(包括地方性法规和规章)的城市已经达到 18 个。在立法城市中,公共场所吸烟行为得到很大遏制。公共场所禁烟立法能否取得最佳效果,关键在于是否有深入的普法宣传和严格的执法措施。现在已有公共场所禁烟立法的城市所覆盖的人口仅占全国总人口约 10%,距离“全面推行公共场所禁烟”的目标还有很大的距离。

此外,卫生计生部门为帮助戒烟,做出过很大努力,发布了修订后的《中国临床戒烟指南(2015 版)》;建立戒烟咨询热线(12320),已覆盖国内 29 个省区市,成为国内覆盖地域最广、戒烟咨询专员数量最多的戒烟服务热线。2015 年的调查结果显示,医务人员提供戒烟建议的比例较 2010 年有较大的提升。但报告显示,戒烟门诊就诊率低,难以为继。报告数据显示,2014 年通过国家财政补助,支持了国内各省区市及新疆生产建设兵团的戒烟门诊建设,持续到 2015 年。中国疾控中心控烟办评估显示,这些戒烟门诊年均戒烟人数仅 73 例,只有 6 家达到了每年 200 例戒烟的项目要求。[①]

三、中国控烟障碍

1. 政府在控烟方面职责不清

政府对控烟的必要性和重要性认识不到位,巨额的烟草税收也使得政府难以割舍。

2. 现行的烟草专卖体制对开展控烟有消极影响

烟草专卖体制是中国烟草管理体制的重要组成部分。1982 年中国烟草总公司成立,1983 年国务院发布《烟草专卖条例》,1984 年 1 月,确立国家烟草专卖制度,1997 年 7 月,国务院发布《烟草专卖法实施条例》,1998 年国家确定对烟草行业实行“统一领导,垂直管理,专卖专营”的管理体制。中国现行的烟草专卖体制的最大特点是政企不分,中国国家

---

① 中国控烟十年的进展与现状[N/OL]. 公益时报,2016-03-13. http://www.39yst.com/xinwen/384351.shtml.

烟草专卖局和烟草总公司实际是一套人马、两块牌子,是典型的"政企不分,官商合一",中国名义上的国家烟草专卖在某种程度上演变为地方烟草专卖。全国有近一半的省份通过各种形式的立法或政策为烟草地方专卖提供方便,烟草销售的利益与政府部门的利益紧密关联。

3．利益群体之间的冲突阻碍了控烟的推进

控烟关系到诸多社会利益群体,势必导致不同利益群体之间的冲突,直接影响控烟立法和政策的实施。这些利益冲突主要体现在控烟行动与烟草企业、烟草从业者、烟农、吸烟者等群体之间。据统计,截至 2010 年,全国共有 30 家具有法人资格的卷烟工业企业,卷烟生产点有 99 个,500 多万卷烟零售户,50 多万烟草工商企业从业人员,130 多万种烟农户,与烟草生产经营直接相关的劳动人口超过 2000 万。在所有的与控烟相关的利益群体中,烟草企业是最大的既得利益者。从烟草销售额上看,中国烟草公司是全球最大的烟草公司,30 家具有法人资格的卷烟工业企业在烟草制造和销售中获得巨额利润,是阻碍控烟的重要力量。此外,烟草零售商、烟草工商企业从业人员、烟草种植者都对控烟持消极态度。

4．吸烟者非理性选择和不吸烟者的非积极抵制增大控烟难度

烟草消费者一旦吸烟成瘾,就会很难戒掉吸烟的习惯。同时,由于吸烟导致的疾病是日积月累的结果,对身体的损害不能立即显现,具有滞后性,开始吸烟和相关疾病的显现之间有很长一段时间,两者之间的联系具有很强的隐蔽性,所以很难引起吸烟者对吸烟危害性的足够重视,导致一旦吸烟,就很难放弃。

另外,对烟草危害的警示语仅仅在烟盒上注明"吸烟有害健康",并不能够直观警示其实际的危害。控烟舆论气氛不浓,不吸烟者在公共场合制止吸烟行为的积极性不高。

5．强大的烟文化阻碍控烟

一方面,吸烟与中国传统文化相结合,香烟成为人们社会交往活动中的特定载体,形成了一种吸烟礼俗文化。另一方面,烟草又与中国社会传统的身份观念产生密切联系,各种高价烟、特供烟,在某种意义上成为人们展示身份的一种标签,香烟成为人们显示社会身份的一种重要方式,从而形成独特的烟草消费文化。同时,烟草作为人们社会交往的重要媒介,还体现在人们把它当作常用的馈赠礼品。

6．控烟法律框架不够完善

现有的控烟法律法规较为分散,法律法规的威慑力较弱,缺少有效的救济机制。[①]

7．观念落后

目前还有不少人在烟草危害身体健康和控烟问题上存在大量的认识误区,比如有人认为,吸烟是一项个人权利,不应该受限制;还有人认为吸烟是潇洒的行为,是男性的标志,甚至觉得"有那么多爱吸烟的人,不也活得好好的吗";还有不少"烟民"喜欢随时随地吸烟,不受地点、时间的约束。

8．社会传播不够,社会整体控烟氛围不浓

新闻媒介对控烟的传播力度较小。大众传播媒介没有形成关于控烟的社会议题,缺

---

① 　中共中央党校课题组.烟草控制:国际经验与中国战略[M].北京:中共中央党校出版社,2013.

少长时段、连续性关于烟草有害健康等控烟主题的报道;同时大众传播媒介缺少对国外有效控烟举措的介绍;对人们吸食烟草制品所造成的健康隐患及社会问题缺乏深度讨论;对已经出台的控烟法规传播不够。总体上,国内仍然缺少积极主动传播控烟的媒体行动,控烟的整体社会氛围营造不够。

中国控烟现状

被吸烟我不干

新闻调查:
北京控烟

第四节　国外控烟与中国控烟行动

【思考】我们应当怎样进行有效的控烟行动?

一、国外控烟经验

1. 制定并执行相应的控烟法律和法规

(1)西班牙:西班牙的禁烟法令差不多算是欧洲各国中最严厉的了。在西班牙,有的酒吧和餐馆是禁止吸烟的,在儿童游乐场以及学校和医院门前的露天地区都全面禁烟,违反禁烟法令的人将会被处以最少30欧元、最多60万欧元的巨额罚金。

(2)英国:规定从2005年7月31日开始,英国任何报纸、期刊或其他出版物都不得在商业活动中刊登烟草广告,否则该出版物的经营者、编辑、销售者以及直接或间接参与的人都将被认定为犯罪。2015年4月起,小型的商店也会禁止此类活动。法律禁止在几乎所有的封闭的公共场所和工作场所吸烟。如果禁烟场所没有贴出禁止吸烟的标记,这个场所将会被罚款200到1000英镑,对吸烟者违反禁烟令不闻不问的业主或者雇主将面临最高达2500万英镑的罚款。另外,从2010年10月开始,所有可以吸的烟草产品包装上都被要求印制"吸烟有害健康"的警示图画,并根据欧盟2002年生效的烟草产品规章,设置了出售香烟中所含焦油、尼古丁和一氧化碳的上限。规章同时禁止用"清淡""温和"等词作为烟草商标的一部分。[①]

(3)韩国:2011年立法,公共场所严禁吸烟,违反者处以场所负责人500万韩元以下罚款,个人10万韩元以下罚款。

(4)美国:国会通过新法律——FDA扩权,禁止所有烟草品牌赞助体育娱乐项目。此外,禁止所有水果味和糖果味卷烟生产,要求烟草公司公布烟草制品的各种成分。

---

①　中共中央党校课题组.烟草控制 国际经验与中国战略[M].北京:中共中央党校出版社,2013.

（5）乌拉圭：颁布《乌拉圭吸烟控制规定》，禁止在公共用途的封闭场所、作为工作场所的封闭场所、任何类型或性质的卫生相关设施和开展任何形式教学活动的教学中心和机构的所有封闭式或开放式的公共场所或私有场所吸食或点燃烟草产品。

2．设立相应的机构和专门人员进行控烟检查

（1）乌拉圭：卫生部的监察机构负责控烟执法，检查结果在统一的在线系统上公布。

（2）法国：法国政府将执行这项禁烟令的权力授予了警察和宪兵队，同时，法国的交警和巡查员也配合管理。17.5 万名"禁烟警察"每天上街巡逻，这些"禁烟警察"一边巡逻一边使劲用鼻子嗅，一旦发现有人违反禁烟令，会开出 68 欧元的罚单。

（3）日本：东京等许多地方设立了吸烟规则巡逻启蒙员，沿街巡查，制止吸烟行为。

3．提高烟草产品的税率和价格，控制烟草产品消费

（1）匈牙利：匈牙利国会 2016 年通过新法律，将从 9 月 1 日起提高烟草产品消费税。其中，卷烟税为 25%，雪茄为 14%，烟草税从目前的每千克 14000 福林（约合 51 美元）提高至 15100 福林（约合 55 美元）。匈牙利政府还将再实施两项烟草政策，旨在使烟草价格进一步上涨。匈牙利已在 2017 年年底前将烟草税提高 29%。

（2）芬兰：2016 年 8 月，芬兰政府财政部门向外界宣布，政府将扩大其对烟草制品的征税范围，从原来的只对传统的烟草制品征税扩展到也对电子烟产品以及类似的吸烟装置进行征税。目前所涉及的征税产品仅有电子烟烟液，每毫升烟液的征税额为 30 欧分。

4．在香烟包装盒上印制健康风险警示语

在香烟包装上添加警示标志。禁止未成年人接触香烟、限制在互联网上出售香烟。目前，尼泊尔的图片警语面积为全球之首，占包装正反两面 90% 的面积。瓦努阿图 2017 年也要求图片警语面积达到卷烟包装的 90%。印度和泰国烟草包装的图片警语面积为 85%，仅次于尼泊尔。加拿大癌症控制中心的高级社会分析学家罗博·阚宁汉姆说："尽管受到了烟草业的强烈反对，印度的烟草包装仍实行了 85% 的警示规定。印度为其他国家做出了积极的榜样，这将使全球的公共健康受益。"

国外烟盒上的
警示图片

此外，学校健康教育和媒体传播使控烟意识深入人心。比如美国在 7~9 年级的学生中专门开设控烟项目学习（SHOUT：The Students Helping Others Understand Tobacco），通过开展课堂活动、电话交流等活动，告诫学生吸烟的坏处和如何拒绝香烟，项目取得良好的短期成效。在加州学校对 9 年级学生的测试中，经过培训的学生比没有经过培训的学生的吸烟率低 33%。

二、中国控烟迫在眉睫

1．强化政府的控烟责任

控制烟草，保障民众健康是政府的基本职责，也是政府履行《烟草框架公约》的基本义务。

（1）改革控烟管理体制，将烟草专卖的监督管理职能与烟草专卖进一步分离，削弱烟草企业对控烟的消极影响。

（2）利用税收、价格等经济手段抑制烟草消费需求。2016年10月，《中华人民共和国烟叶税法》（征求意见稿）公开征求意见，该征求意见稿规定烟叶税实行比例税率，税率为20％。目前，中国烟草消费税税率：① 卷烟：甲类卷烟，45％加0.003元/支；乙类卷烟，30％加0.003元/支。②雪茄烟：25％；③烟丝：30％。另外，2015年根据《财政部国家税务总局关于调整卷烟消费税的通知》（财税〔2015〕60号）第一条规定，将卷烟批发环节从价税税率由5％提高至11％，并按0.005元/支加征从量税。现有研究成果表明，提高烟草税收，既可以使政府获得更多的烟草税收，也可以有效降低烟草消费，特别是帮助青少年在成瘾之前减少消费。经专家测算，在中国，如果每包香烟提价1元，烟草税从目前的40％增加到51％，国家可增加财政收入70.72亿元，并可减少410万烟民。

据世界卫生组织的资料，为达到有效控烟，烟草税收应占其零售价的67％～80％。中国目前的卷烟总税率为零售价格的32％～40％，明显低于国际上卷烟税率的平均值（65％～70％）；也明显低于许多国家的水平，如新加坡烟草税率占零售价格的69％，菲律宾为63％，印度为72％，泰国为63％，日本为61％，英国、法国等西方国家烟草税率都超过80％。通过提高烟草税收来降低烟草的使用，应该成为中国控烟的有效手段。美国辉瑞公司的研究也表明，如果中国的每盒卷烟价格增加0.4元，每年可以减少消费45亿盒。《2012年世界无烟日主题报告》研究也表明，卷烟零售价每提高10％，消费量可减少4％或8％，而税收可增加7％。提高烟草价格和税率，从而减少低收入人群对卷烟的消费量，有助于戒烟。提高烟草税率可以遏制年轻人和贫困人口的烟草消费，促使他们将金钱花在食品、住所、教育和医疗保健等方面。

（3）加大政府控烟投入，全面推行公共场所禁烟。《中国烟草控制规划（2012—2015年）》提出，加快创建无烟环境，室内公共场所、室内工作场所和公共交通工具全面禁烟，切实减少二手烟危害，力争二手烟暴露率从2010年的72.4％逐步下降到60％以下。[①]

2. 推动全国控烟立法，修改烟盒警示图案

《北京市控制吸烟条例》于2015年6月开始实行，《上海市公共场所控制吸烟条例》于2017年3月实行。目前，全国已经有20多个城市单独对吸烟制定控烟法规。国家层面的立法规定散见于《烟草专卖法》《广告法》《未成年人保护法》《公共场所卫生管理条例》等法律法规中，但目前仍然没有一部统一的、专门的控烟法律或法规。因此，为了维护和提高社会整体的健康水平，出台切实有效的控烟法律法规已势在必行。同时，修改香烟烟盒的警示标识，增加吸烟损害健康的真实图形和文字信息，并将其置于烟盒的突出位置；设置消费者购买烟草制品门槛，不得向18岁以下公民出售香烟；指定专门的售烟地点等控烟措施也应尽快施行。

3. 加大媒体控烟健康传播力度

（1）在媒体设置控烟健康传播议程，改变烟民吸烟观念和习惯，改变"吸烟是帅气行为"的观念，传播"吸烟是不健康行为"的意识。

（2）在媒体上连续宣传公共场所禁烟条例，改变吸烟人群无约束、自由自在、随地随时吸烟的不良习惯。

---

① 　中共中央党校课题组.烟草控制 国际经验与中国战略[M].北京:中共中央党校出版社,2013.

（3）媒体应策划并开展社会性控烟活动和讨论，营造舆论氛围，增强民众控烟意识。

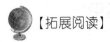【拓展阅读】

无烟——卫生部机关管理规定

一、卫生部机关办公大楼内全面无烟，即无人吸烟、无烟味、无烟头。禁烟区域包括楼内所有场所。

二、成立创建无烟卫生部机关工作领导小组及办公室。

三、卫生部机关办公大楼内职工（以下简称职工，含借调人员）应当树立从我做起的意识，争当控烟表率，自觉不在禁烟区域吸烟，不给他人递烟，不给领导敬烟，不接受他人敬烟。

四、在卫生部机关大楼外设立室外吸烟区，职工和来访者只能在室外吸烟区内吸烟。

五、会议室、传达室、机关大楼入口处、一楼大厅、地下车库、食堂、楼梯、洗手间等重点区域张贴醒目的禁烟标识。一楼大厅会客厅区摆放控烟宣传材料与戒烟指导手册供取阅。

六、每年开展多种形式的控烟宣传活动。

七、办公大楼内禁止销售烟草制品，禁止摆放烟缸烟具，禁止发放各种形式的烟草广告。

八、鼓励和帮助吸烟职工戒烟，对主动戒烟并成功戒烟一年的职工给予奖励 500 元。

九、领导小组办公室成员负责本司局的控烟巡查，机关服务中心房管物业处负责来访者的控烟巡查。设立控烟监督举报电话（2371）和举报信箱（食堂门口意见箱）。

十、职工在办公大楼内吸烟或摆放烟缸烟具，发现 1 次通报批评，发现 3 次建议取消当年评选优秀公务员资格。司局一年内发现超过 3 人次在办公大楼内吸烟或摆放烟缸烟具，建议取消当年该司局创建无烟卫生部机关工作领导小组成员评选优秀公务员资格。来访者在办公楼内吸烟，被访者有义务进行劝阻。若不听劝阻的，由领导小组办公室成员给予批评教育。

十一、每位职工都有义务对控烟工作进行宣传和监督，对吸烟者耐心劝阻、坚决制止。对举报他人吸烟的，经查实给予奖励 100 元。

十二、领导小组办公室每季度进行抽查，不定期组织开展联合检查，并通报结果。

十三、创建无烟卫生部机关工作领导小组办公室负责本规定的监督、检查和解释。

十四、本规定自 2010 年 5 月 31 日起实施。

第五节　健康传播策略在控烟议题中的运用
——以"迈向无烟中国"项目为例①

一、控烟议题常用的健康传播策略

传播烟草危害和倡导无烟生活是健康传播关于控烟主题的核心内容,以此降低吸烟率,减少吸烟人群,促进人们自觉追求无烟生活的健康行为。在控烟议题的健康传播活动中,不同活动主体的传播诉求、传播内容和传播策略也存在差异。常用的控烟议题的传播策略有恐惧诉求策略、媒介议程设置策略、意见领袖传播策略(医生控烟传播、同伴教育)等。

二、"迈向无烟中国"项目简介

为了促进全球控烟运动,推进世界卫生组织的《烟草框架公约》的顺利履行,2007年纽约市市长迈克·卢本斯·布隆伯格捐款1.25亿美元,启动了旨在减少烟草使用的全球倡议行动,为在低收入国家开发和实施有重大影响力的烟草控制政策/计划项目提供支持。"迈向无烟中国"是彭博全球控烟行动的一部分,项目以美国国立卫生研究院Fogarty国际中心支持的"中国烟草控制流行病学、监测和干预能力建设项目"为基础,参照该项目预防被动吸烟的干预模式,开展预防被动吸烟的干预活动,最终在中国达到创建无烟环境、降低被动吸烟危害的目的。本项目由中国疾病预防控制中心北京协和医学院—约翰霍普金斯大学彭博公共卫生学院共同合作开展。本项目执行时间是2007年11月—2008年12月,确定在中国的20个省(区市)的40个县进行,覆盖人口6400万,约占当时全国人口的5%,辖区内一共有医疗机构1800家。本项目期望达到促进出台和实施公共场所禁止吸烟的相关政策,创建无烟环境,建立国家控烟网络,提高中国的控烟能力,最终减少被动吸烟的暴露。

三、"迈向无烟中国"的总项目策略

为了实现上述目标,项目制定了五大主要策略:
(1)促进公共场所禁止吸烟的政策或法规的发展和执行。
(2)健康教育、传播和社会动员。
(3)无烟环境的创建(无烟医院、无烟学校、无烟公共场所、无烟政府办公机构的创建)。
(4)无烟社区和无烟家庭的创建。
(5)控烟网络和控烟能力建设。

---

① 本节内容的材料主要来自:张自力.健康传播资源与策略[M].北京:中国协和医科大学出版社,2014.

四、"迈向无烟中国"项目中的健康传播目标

本次"迈向无烟中国"项目健康传播的目标是,倡导"公共场所不吸烟,社会交往不敬烟,当着他人不抽烟"的"三不"良好社会风尚和行为,促进人们了解吸烟和被动吸烟的危害。

五、多层面的健康传播活动主体

"迈向无烟中国"项目避免了以往控烟传播活动短暂、持续性差等缺点,该项目由多层次活动主体开展,不同主体的传播目标、传播内容和传播媒介也不相同。国家层面的传播活动包括:项目徽标设计和运用,项目核心信息的设计和传播材料的制作,国家组织中央级媒体对地方传播和社会动员的成功案例进行报道和推广,春节期间组织"送烟就是送危害"主题传播,5·31世界无烟日期间组织警示烟标上烟盒系列媒体传播和社会动员活动。地方层面的健康传播活动主要是运用国家层面提供的健康传播资料进行传播,同时,自编自创节目或利用当地民俗活动(秧歌、社火、庙会、灯谜等)传播吸烟和被动吸烟的危害,倡导"三不"行为方式;提倡组织仪式感较强的无烟活动,如无烟婚礼、无烟金婚纪念日、无烟同学会、无烟"两会"等形式,倡导不敬烟、不递烟行为。

六、"迈向无烟中国"的健康传播行动及传播策略

1. 警示性烟标设计大赛

国家项目组根据《烟草控制框架公约》及"迈向无烟中国"项目要求,提供征集工作的核心信息,由公共卫生、艺术、传播等方面专家组成专家组进行监督和指导,征集活动通过专业媒体平台进行发布,作品要求"面向专业设计人群"的"烟盒警示标志(图案+文字)"、面向街道居委会工作者的"控烟、无烟宣传栏设计和绘制"两大部分,要求参赛作品紧扣"无烟、控烟"公益主题,围绕吸烟对个人身体、社会公众的危害进行创作。该活动共收到参赛作品2183件,最终选出《折寿》等100件优秀作品,并将这些优秀作品集结成册,在搜狐网公益频道及视觉中国专业网站上发布。同时,通过国内外控烟情况对比,揭露国内颁布警示性烟标整改方案的两面性和欺骗性,使公众了解中国烟草控制的现状,为广泛动员民众参与控烟提供准备。

在这一活动中,主要运用的是健康传播中的恐惧诉求策略。

2. 临床医学专家控烟宣言

《2009年中国控制吸烟报告》发布的数据显示,将近80%的人不了解烟草使用会导致冠心病,将近1/2的医生不了解被动吸烟会导致心脏疾病。为了进一步扩大控烟力度,呼吁全体医务工作者成为控烟表率,国家项目办联合来自不同领域的10位临床医学专家,于2009年5月31日共同发起"临床医学专家控烟宣言活动",拍摄制作了《临床医学专家控烟宣言》电视短片,并通过搜狐网进行网络直播。这个活动体现了意见领袖这一传播学理论在健康传播实践中的运用。

3．控烟展览及控烟图书签赠

为了揭示吸烟和二手烟对健康的危害,配合传播2009年世界无烟日"烟草健康警示"主题,形成公共话题并引起公众广泛关注,国家项目组于2009年5月31日邀请来自公共卫生临床领域的专家,在北京市东直门来福士购物中心举行"5·31世界无烟日警示标示内容展览及控烟图书签赠仪式",并现场播放全国警示性烟标设计大赛精选作品、"临床医学专家短片"、"全球成功警示性烟标作品精选"电视短片、"控烟公益广告联播"电视短片等。这些传播活动运用了传播学中的社会营销策略。

4．网民意见征集

为了使控烟的呼声由民间活动上升到政策干预,争取警示性图案的使用获得国家通过,国家项目组在前几项活动的基础上,提出对"境内卷烟包装标志的规定"的修改建议,并在搜狐网公益频道通过"警示图形上烟包"网民意见征集活动征集民意,得到网民广泛支持。这一活动的传播策略是基于"使用与满足"健康传播理论。

5．媒体相关报道

(1)与搜狐网公益频道合作。

(2)电视报道系列:《实话实说》栏目:警示性烟标话题;《每周质量报道栏目》:警示性烟标与控烟;《新闻联播》2009年5月30日:世界无烟日报道;5月31日中国疾病预防控制中心发布《2009年中国吸烟控制报告》;中央电视台新闻频道播出的记者调查:无烟环境难为继、执行监管难在哪,礼品烟调查等节目;新闻特写:控烟的民间行动;新闻特写:中国警示性烟标不达标;新闻特写:戒烟从医生开始。这一系列传播活动是传播学议程设置理论在健康传播中的实际运用。

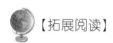【拓展阅读】

临床医学专家控烟宣言

烟草的使用,每年使100万中国人失去宝贵的生命。如果不采取坚决的行动,这个数字在20年中将上升到300万。面对烟草的危害,医务工作者岂能袖手旁观!

"健康所系,性命相托"——这是人民的托付。医务工作者又岂能辜负!

全体医务工作者行动起来,用医学知识告诫烟草的危害,用集体的力量推动控烟立法。

我们呼吁:立即修订境内卷烟包装的规定,在中国的烟盒上印制烟害的图形警示。这是控烟的有效措施,是烟草企业应尽的义务,也是政府保护人民健康不可推卸的责任。

广电总局办公厅关于严格控制电影、电视剧中吸烟镜头的通知
2012 年 6 月

近日,广电总局办公厅向各省、自治区、直辖市广播影视局,新疆生产建设兵团广播电视局,各省、直辖市广播电视台、总台、集团,各电影制片单位,中央电视台,中国教育电视台,解放军总政宣传部艺术局,中直有关单位发出《广电总局办公厅关于严格控制电影、电视剧中吸烟镜头的通知》,通知说,近年来,电影和电视剧的创作、生产和放映持续繁荣发展,受到人民群众普遍喜爱、社会各界广泛关注。鉴于电影和电视剧在社会公众中的广泛影响,国家有关部门、社会各界要求严格控制电影和电视剧中吸烟镜头的呼声越来越强烈,电影和电视剧中过多的吸烟镜头,不符合我国政府控烟的基本立场,客观上有误导吸烟之嫌,容易对社会公众,特别是未成年人产生不良影响。

为避免电影和电视剧中个别镜头误导社会公众吸烟,特别是让未成年人远离烟草,倡导健康生活方式,培育社会文明,进一步控制电影和电视剧中的吸烟镜头,现要求如下:

一、电影和电视剧中不得出现烟草的品牌标识和相关内容,以及变相的烟草广告;不得出现在国家明令禁止吸烟及标识禁止吸烟的场所吸烟的镜头;不得表现未成年人买烟、吸烟等将烟草与未成年人相联系的情节,不得出现有未成年人在场的吸烟镜头。

二、严格控制与烟草相关的情节和镜头。严格控制以"艺术需要""个性化表达"为名出现的吸烟镜头,应尽量用其他形式代替以吸烟表现人物心理、现场氛围的情节;对确因剧情需要出现的吸烟镜头,应尽可能缩减吸烟镜头的时长和频率。

三、各省级广播影视行政部门、中央电视台、总政宣传部艺术局要高度重视电影、电视剧控烟对全社会的示范引导作用,切实担负起管理监督职责,积极向所辖电影、电视剧制作机构倡导无烟电视剧,引导导演、演员不拍摄吸烟镜头。各省级电影审查机构、电视剧播出机构要加强电影片审查和电视剧播前审查,尽量删减剧中出现的吸烟镜头。对于有较多吸烟镜头的电影、电视剧,将不纳入总局举办的各种电影、电视剧评优活动。

本通知自公布之日起施行。2009 年 9 月 25 日国家广电总局电视剧司制定的《广电总局电视剧管理司关于严格控制电视剧中吸烟镜头的通知》(剧审字〔2009〕043 号)同时废止。

教育部办公厅、卫生部办公厅关于进一步加强学校控烟工作的意见
教体艺厅〔2010〕5 号

各省、自治区、直辖市教育厅(教委)、卫生厅(局),新疆生产建设兵团教育局、卫

生局,部属各高等学校:

烟草可以导致多种疾病,甚至可以因加重疾病而死亡,已经成为严重影响公众健康的全球性公共卫生问题之一。控制吸烟、预防疾病已成为各国政府的共识。我国政府高度重视烟草控制工作,签署了世界卫生组织的《烟草控制框架公约》,并经全国人大批准于 2006 年 1 月 9 日正式予以实施生效。为保护我国青少年免遭烟草的危害,《中华人民共和国未成年人保护法》明确规定"任何人不得在中小学校、幼儿园、托儿所的教室、寝室、活动室和其他未成年人集中活动的场所吸烟、饮酒"。为履行《烟草控制框架公约》,落实《中华人民共和国未成年人保护法》有关要求,使青少年远离烟草危害,现就进一步加强各级各类学校(含专门面向未成年人的校外活动场所)控烟工作提出以下意见:

一、提高认识,加强领导,认真履行控烟职责

烟草烟雾中有 4000 多种化学物质,包含许多有毒有害物质,其中有 40 多种物质具有致癌性且烟草中的尼古丁具有极强的成瘾性,一旦吸烟成瘾,很难摆脱。目前,我国吸烟人数超过 3 亿,遭受被动吸烟危害的人数高达 5.4 亿,其中15 岁以下儿童有 1.8 亿,每年约有 100 万人死于吸烟导致的疾病。各级教育、卫生行政部门和学校要充分认识加强学校控烟的重要性、必要性,增强做好控烟工作的责任感、使命感。要进一步加强对学校控烟工作的组织领导,将控烟工作纳入当地教育、卫生工作规划,作为学校教育的重要内容纳入工作计划,制定具体的实施计划和工作目标,将责任落实到人,把创建无烟校园与建设文明校园、优化育人环境、培养德智体美全面发展人才工作有机地结合起来,常抓不懈。

二、明确职责,积极配合,共同推进学校控烟工作

学校控烟工作既是教育工作的重要内容,也是公共卫生的重要内容,教育、卫生等部门必须齐抓共管。各地教育行政部门要主动与卫生行政部门进行协调,结合当地实际,研究制定本地学校控烟工作的政策措施和推进方案。各地卫生行政部门要积极配合教育行政部门和学校开展控烟宣传教育活动,为学校控烟工作提供技术服务和指导,共同推进创建无烟学校工作。各级各类学校要按照国家和当地控烟工作的相关法规和政策要求,结合学生日常行为规范教育,认真开展各项控烟工作。

三、加强宣传,健全制度,努力创建无烟学校

(1)强控烟宣传教育。各级各类学校应将控烟宣传教育纳入学校健康教育计划,通过课堂教学、讲座、班会、同伴教育、知识竞赛、板报等多种形式向师生传授烟草危害、不尝试吸烟、劝阻他人吸烟、拒绝吸二手烟等控烟核心知识和技能。要充分利用每年的 5 月 31 日世界无烟日,集中开展控烟主题宣传活动,强化学生的控烟知识、态度和行为,促进学生养成良好的文明行为和习惯。要通过"小手拉大手"等形式,学生向家长宣传控烟知识,劝阻家人不吸烟和避免被动吸烟。

(2)发挥教师控烟的表率作用。教师在学校的禁烟活动中应以身作则、带头戒烟,通过自身的戒烟,教育、带动学生自觉抵制烟草的诱惑。教师不得在学生面前吸烟,并做到相互之间不敬烟,不劝烟,发现学生吸烟,及时劝阻和教育。学

校应积极倡导和帮助吸烟的教职员工戒烟,摒弃不健康的生活方式。

(3)建立健全控烟制度。中等职业学校和中小学校及托幼机构室内及校园应全面禁烟,高等学校教学区、办公区、图书馆等场所室内应全面禁烟。各级各类学校校园内主要区域应设置醒目的禁烟标志,校园内不得张贴或设置烟草广告或变相烟草广告并禁止出售烟草制品。

四、加强督导检查,努力实现无烟学校工作目标

各地教育、卫生行政部门要将控烟工作作为考评学校卫生工作的重要指标之一。各级各类学校应定期开展对本校各部门、各班级控烟工作的检查。积极鼓励和推动各级各类学校按照《无烟学校标准》(见附件),开展创建无烟学校活动。

无烟学校参考标准(适用于普通高等学校)

一、建立学校控烟制度

1.建立由学校领导牵头,相关职能部门共同参与的控烟领导小组,相关职能部门职责明确。

2.将控烟工作纳入学校年度工作计划,做到年初有计划、年终有总结。

3.制定校内控烟管理规章制度。制度中应包括下列核心内容:

(1)任何人(包括外来人员)都不得在校园内指定吸烟区以外区域吸烟。

(2)学校应设有兼职控烟监督员或巡视员,并有明确的工作职责。控烟监督员、巡视员应接受过相关的控烟知识培训。

(3)将履行控烟职责的情况作为师生员工评优评先的参考指标之一。

(4)教师不在学生面前吸烟,不接受学生敬烟,不向学生递烟。

(5)教师应劝阻学生吸烟。

(6)有鼓励或帮助教职员工戒烟的办法。

二、除指定室外吸烟区外全面禁烟,营造良好无烟环境

1.校园内除指定的室外吸烟区外,其他区域无人吸烟,非吸烟区无烟蒂、无吸烟者。

2.校园内重点区域,如大门、教学楼、宿舍楼、实验室、行政楼、会议室、教师办公室、室内运动场、图书馆、教职工和学生食堂、接待室、楼道、卫生间等有醒目的禁烟标识。

3.非吸烟区不得摆放烟灰缸及其他烟具。

4.吸烟区设置合理(室外、通风、偏僻)。

5.吸烟区悬挂、张贴烟草危害的宣传品。

6.校园内禁止烟草广告和变相烟草广告。

三、开展多种形式的控烟宣传活动

1.利用宣传栏、展版、广播、电视等形式进行控烟宣传。

2.利用课堂、讲座等形式对学生开展控烟教育,将烟草危害、不尝试吸烟、劝阻他人吸烟、拒绝吸二手烟等内容作为控烟核心知识点。

3.将控烟教育纳入新生入学教育内容。

4.利用世界无烟日开展控烟宣传活动。

5.全体师生员工均有对在校园内违反控烟规定的行为进行劝阻的义务。

四、加强控烟监督检查

1.控烟监督员能认真履行劝阻吸烟人在非吸烟区吸烟的职责。

2.全体师生员工均有对在校园内违反控烟规定的行为进行劝阻的义务。

3.定期组织对学校各部门、各院系控烟工作进行检查,每年至少一次。

本章推荐阅读书目

1.张自力.健康传播资源与策略[M].北京:中国协和医科大学出版社,2014.

2.中国疾病预防控制中心控烟办公室.创建全面无烟环境指南[M].北京:军事医学科学出版社,2014.

3.李科文,卫书彪.吸烟的历史[M].重庆:重庆出版社,2007.

本章参考文献

1.中国疾病预防控制中心控烟办公室.创建全面无烟环境指南[M].北京:军事医学科学出版社,2014.

2.张自力.健康传播资源与策略[M].北京:中国协和医科大学出版社,2014.

3.中共中央党校课题组.烟草控制:国际经验与中国战略[M].北京:中共中央党校出版社,2013.

4.中华人民共和国卫生部.中国吸烟危害健康报告[M].北京:人民卫生出版社,2012.

5.李科文,卫书彪.吸烟的历史[M].重庆:重庆出版社,2007.

本章习题

第四章　生活方式疾病与健康传播

第一节　生活方式与慢性病

【故事分享】

　　于娟,海归博士,曾荣获复旦大学优秀青年教师称号。她的丈夫也是复旦大学教师,二人育有一个两岁的儿子。如此美好的生活,却因为 2009 年于娟被查出患有乳腺癌而戛然终止,2011 年只有 32 岁的于娟因乳腺癌不治而离开人世。在被查出患有癌症到离开深爱她的爱人和孩子的这段时间里,于娟对自己为什么会得这样的大病进行了深刻的反思。开始,她认为她是最不应该得此病的人,她说:"第一,我没有遗传;第二,我的体质很好;第三,我刚生完孩子喂了一年的母乳;第四,乳腺癌患者都是 45 岁以上的人群,我只有31 岁。""为什么是我得了癌症?"她百思不得其解。于娟仔细地审视了她过去的生活,特别是她近十年的生活行为,认为一定是很多因素共同作用、累积,给她种下了疾病的恶果。她后来总结出得病的原因:胡吃海喝、暴饮暴食、嗜荤如命、习惯晚睡、突击作业、环境问题。她把她的患病体验分享到互联网上,希望人们能够以她为戒。于娟短暂的生命让无数人唏嘘不已,而她的疾病反思更是再次警醒人们,日常的生活习惯与行为方式会成为决定我们能否健康的重要因素。

　　【思考】于娟生病的主要原因是什么?

一、慢性病的概念

　　1993 年,世界卫生组织的专家指出:"大约 20 年以后,发展中国家和发达国家的死亡方式将大致相同,生活方式疾病将成为世界头号杀手。"正如他们的预言,近年来因生活方式存在问题而致健康受损的趋势越来越显著。最明显的就是慢性病,其已成为健康的第一杀手。2016年宁波市疾控中心对外宣布,慢性病死亡人数比例已高达82.1%,慢性病已经成为该市居民的主要死因。其中,肿瘤、心脑血管疾病和慢性呼吸系统疾病成为慢性病死亡的前三位死因。什么是慢性病?人们为什么会得慢性病?慢性病和生活方式疾病是一回事吗?

1. 慢性病的概念

慢性病是指不构成传染,但具有长期积累形成疾病形态损害的疾病的总称。

慢性病是病程长且通常情况下发展缓慢的疾病。

2. 慢性病的种类

目前列入医保名录的慢性病有:①恶性肿瘤;②尿毒症;③糖尿病;④高血压Ⅲ期;⑤脑出血、慢性心力衰竭、慢性房颤、冠心病、心肌病;⑥肺源性心脏病、阻塞性肺气肿、结核病、哮喘;⑦消化性溃疡、肝硬化;⑧慢性肾小球肾炎、肾病综合症、慢性肾功能衰竭;⑨类风湿病;⑩再生障碍性贫血、白细胞减少症、骨髓增生异常综合症、血小板减少性紫癜;⑪甲亢性心脏病、甲状腺功能减退症、皮质醇增多症等⑫系统性红斑狼疮、系统性硬化症;⑬多发性硬化、震颤麻痹、运动神经元病;⑭精神分裂症;⑮慢性病毒性肝炎。

3. 慢性病的主要致病因素

哪些因素会导致慢性病发生呢?慢性病不同于一般性的传染性疾病,它是多因素长期影响所致。目前,人们普遍认为,传统的生物医学模式并不能很好地解释慢性病的发生和发展,必须要用生物—心理—社会医学的模式来探究慢性病的危险因素。因此,慢性病的致病因素应当包括生活方式和行为习惯、生物学危险因素、遗传易感因素、社会心理因素等多个方面,其中生活方式和行为习惯并列为慢性病致病因素的首位。

4. 慢性病的其他致病因素

(1)生物学危险因素:包括病毒、细菌、霉菌等,这些病原体感染与慢性病的关系也很密切,特别是病毒感染与肿瘤之间的关系。流行病学研究发现,有15%~20%的癌症与病原体感染有关。如已经证明幽门螺杆菌是胃癌的致病因子;乙肝病毒和丙肝病毒是肝癌的致病因子;人乳头状瘤病毒16型和18型是宫颈癌的致病因子。到目前为止,可致肿瘤的还有EB病毒(淋巴瘤和鼻咽癌)、人T淋巴细胞白血病病毒(T淋巴细胞白血病和淋巴瘤)、黄曲霉毒素(肝癌),呼吸道反复病毒感染和继发细菌感染,它们是导致慢性阻塞性肺疾患病变发展和加重的重要原因。

(2)遗传基因因素:几乎所有的慢性病发病均有遗传因素的参与。现代遗传学研究表明,恶性肿瘤、心血管疾病、糖尿病、躁狂症、抑郁症等多种疾病均属于多基因遗传病范畴,这些疾病的发病过程受遗传基因和环境因素的双重影响。一些慢性病受遗传因素影响比较大,如心脑血管疾病、糖尿病等,恶性肿瘤受生物遗传因素的影响比较小。研究表明,高血压的遗传度约为60%,2型糖尿病的遗传度则在60%以上。

(3)社会心理因素:社会心理因素在慢性病发病中的作用日益受到重视。情绪与生活事件可以直接作为致病因素,也可以是慢性病发生的诱发因素或促成因素。如社会或家庭生活引起的精神紧张、人际关系不协调、亲属亲友死亡、挫折等导致的长期消极情绪会引发抑郁症,它们也是癌症、心血管疾病发生的重要心理因素;急性的情绪变化与生活事件是脑溢血、心肌梗死、脑出血发作的重要诱发因素。另外,个体性格特征也与慢性病的发生有一定关联。如 A 型性格(喜欢竞争、出人头地,性格急躁、缺乏耐性、容易激动)的人冠心病发病率与死亡率较高;C 型性格(压抑自己的情绪、过分忍让、回避矛盾、抑郁、易怒、怒而不发、内向孤僻)与恶性肿瘤明显相关。

研究表明,多种慢性病之间也互为危险因素。这可能与它们具有共同的危险因素有关。临床发现,肥胖、高血脂、高血压、冠心病、脑卒中及糖尿病会同时存在。

综上所述,慢性病的发生往往不是单个因素引起的,而是多个危险因素综合作用的结果。慢性病的致病因素既有生物学危险因素、遗传基因因素,还有生活方式和行为因素,并且生活方式与行为因素具有很大的作用。因此,慢性病当中有很大一部分疾病被称为生活方式疾病。[①]

【思考】什么是生活方式疾病?

二、生活方式疾病及其对健康的影响

1. 生活方式疾病的含义和主要表现

生活方式疾病指的是与生活方式选择有关的疾病,不良生活方式和行为习惯是慢性病的主要致病原因。目前,人们普遍将吸烟、过度饮酒、熬夜、不合理的膳食结构(比如高盐、高油、高糖、高脂、高胆固醇、低钾、低钙、低纤维饮食)、缺乏运动等视为不良生活方式的典型表现。

2. 生活方式与疾病的关系

生活方式疾病是由不良习惯造成的,而且一种不良习惯对健康有着多种危害。比如,吸烟不仅会导致患慢性阻塞性肺疾病、心脏病、脑卒中、高血压,而且会增加肺癌、胃癌等的发生率。

世界卫生组织发现,每年过早离世的人当中约有 600 万人是抽烟所致,330 万人与酗酒有关,320 万人是因为缺乏体育活动,170 万人因为摄入盐分过多。目前有多达 4200 万五岁以下儿童被视为肥胖,约有 84% 的青少年锻炼不足。

尽管此前生活方式疾病还被认为主要是西方发达国家的疾病,但现在从绝对人数来看,此类疾病的死亡率在发展中国家要比发达国家更高。在发达国家里,每年约有 820 万人死于心脏病、脑卒中、癌症等生活方式疾病。而在发展中国家里,此类疾病的死亡人数大约为 1170 万/年。死于生活方式疾病的人数占现在发展中国家总死亡人数的 45% 左右。

世界卫生组织《慢性病预防与控制》报告的主要作者尚蒂·曼迪斯说,"生活方式疾病"蔓延引发的公共健康风险超过人类已知的其他任何疫病。

世界卫生组织认为吸烟、酗酒和摄入过量脂肪、盐、糖等不健康习惯导致疾病蔓延,而这些疾病已成了全球人口的头号死因,每年导致 1600 万人过早死亡。该机构敦促各国采取行动阻止"这场缓慢恶化的公共卫生灾难"。国际社会已经列出改变不健康生活习惯的

① 赵淑英.社区健康教育与健康促进学[M].北京:北京大学医学出版社,2011.

九大目标,要在 2011 至 2025 年把因为慢性非传染性疾病过早离世的人数减少四分之一。

3. 生活方式疾病在中国

自 20 世纪 80 年代以来,加强公众健康的努力已大幅延长了许多中国人的寿命。但是随着中国经济的增长,中国人遇到了与富裕的美国人面临的同样的健康问题。据世界卫生组织称,有超过 3 亿中国人经常吸烟,中国男人中有一半人吸烟。在中国,11 到 17 岁的青少年中有超过五分之四的人每天体育活动不够,大约五分之一的成年人患有高血压。

导致慢性疾病的不良生活行为还有高盐和低钾、低钙饮食,高脂肪、高胆固醇、低膳食纤维饮食,缺少体力活动,吸烟、过度饮酒等。

2015 年 1 月 19 日,世界卫生组织在发表的报告中说,每年有超过 300 万中国人因一些可以通过定期锻炼和少吸烟、少喝酒来预防的疾病早死。在全球范围内,慢性非传染性疾病每年造成约 3800 万人死亡,其中中国有 860 万人。这中间近一半人的死亡可以通过少吸烟等方法来避免。

三、慢性病与生活方式疾病的预防

慢性病和生活方式疾病在很大程度上是可以通过改变我们不良的生活方式得以预防和减少的,因此,采取健康的生活方式是提高生活质量和健康水平的重要措施。

1. 合理膳食

(1)食物多样,谷类为主。谷类含有丰富的淀粉,易于消化,利用率高,每日所食用的粮食最好是粗细搭配,多样混食。

(2)多吃蔬菜、水果和薯类。蔬菜和水果都含有丰富的维生素、矿物质和膳食纤维,薯类含有丰富的淀粉、膳食纤维以及多种维生素和矿物质。

(3)常吃奶类、豆类及其制品。奶类除含有丰富的优质蛋白和维生素外,含钙量较高,且利用率也很高,是天然钙质的极好来源。豆类含有丰富的优质蛋白、不饱和脂肪酸、钙和维生素 B 等。

(4)经常吃适量的鱼、禽、蛋、瘦肉,少吃肥肉和动物油。鱼、禽、蛋、瘦肉等动物性食物是优质蛋白质,为脂溶性维生素和矿物质的良好来源,动物性蛋白质中的氨基酸更适合人体需要,且赖氨酸含量较高,有利于补充植物性蛋白质中赖氨酸的不足。肥肉和动物油为高能量食物,摄入过多会引起肥胖,也是某些慢性病的危险因子,应当少吃。

(5)吃清淡、少盐、少油的膳食。成人一天每餐摄盐 1～2g 足以满足生理需要,每日摄入食盐总量不应超过 6g,每人每日烹饪用油不超过 25g。我国居民每日油、盐摄入量过多,平均值超出世界卫生组织建议值的 2 倍。

(6)吃清洁卫生、不变质的食物。

(7)戒烟限酒。

2. 适量运动

体力活动可以对体重、血脂、血压、血栓、葡萄糖耐量、胰岛素抗性等发挥作用,使其产生有利于健康的变化,从而减少慢性病发病的危险。科学的运动能增加食欲,促进消化功能,改善心肺功能,提高胰岛素受体的功能,增强机体对胰岛素的敏感性。有氧训练是科学的运动处方,被广泛推荐,步行、慢跑、游泳、骑自行车、跳健美操、打太极拳等都是极好的有氧运动。

3. 关注体重指数,控制体重

关注体重,尽可能地将体重控制在健康值范围内,减少心脑血管疾病等的患病风险。目前衡量体重对健康影响的数值称为体重指数(BMI)。BMI＝体重(kg)÷身高(m)的平方,BMI值低于18.5,过瘦;在18.5～24.99,正常;在25～28,超重;在28～32,肥胖;高于32,非常肥胖。最理想的体重指数是22。

4. 保持心理健康

保持乐观、开朗的心态,克服癌症性格;调节情绪,平衡理想与现实的差距,积极适应环境;不断提高人际交往技能,融洽家庭关系和人际关系。良好的精神环境,是阻挡慢性病侵犯的重要屏障。

生活方式与慢性病

减盐防控高血压

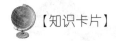【知识卡片】

劝服式传播策略:恐惧诉求

恐惧诉求理论主要研究的是,在传播过程中,动机诉求如何改变人们的观念,或者是如何通过语言传播带来观念改变。

恐惧诉求传播是一种情感诉求传播。情感诉求能够强化受众动机,鼓励受众尝试新观点或促使受众思考传播内容的含义。

恐惧诉求是指传播内容或明或暗地指出,如果受众没能采纳或没能坚持传播者提出的建议,必将面临各种不利的后果,此类诉求至少会激发轻微的紧张情绪,或者这类诉求会大肆地强调不利。

用恐惧诉求引发恐惧,强调不愉快的情绪状态能够为受众动机的改变带来力量;内容刺激能够让个体预测到即将到来的威胁。通过诉诸恐惧情感的传播,激发紧张情绪,提高传播效果。

在什么样的情况下,恐惧诉求能够有效地促进受众接受传播者的建议呢?通常人们采用的途径是,通过"内容"暗示,激发紧张情绪反应,同时提出宽慰性建议。而宽慰性主张就是传播者的传播内容,即传播者希望受众接受的新观点或期待受众需要改变的观念。

　　恐惧诉求作为一种劝服式传播策略常常用于健康传播中。例如,美国的一则禁烟广告,片中以著名光头演员尤伯·连纳身患癌症后在摄像机前说的一段话:"我将不久于人世。我吸烟太多,吸烟会致癌症,请不要吸烟。"尤伯·连纳蜡黄的脸色、深沉的语调都给人留下深刻的印象。这是恐惧诉求传播策略的典型运用。①②

第二节　睡眠不足的健康风险

　　中国医师协会睡眠医学专业委员会近期公布的数据显示,全球成年人中有60%以上存在睡眠问题,1/4的成年人失眠。"睡得晚""睡不着"等一系列睡眠问题正困扰着当代人,现代睡眠危机越来越严重。2014年,我国有超三成人睡眠质量不及格(见图4-1)。

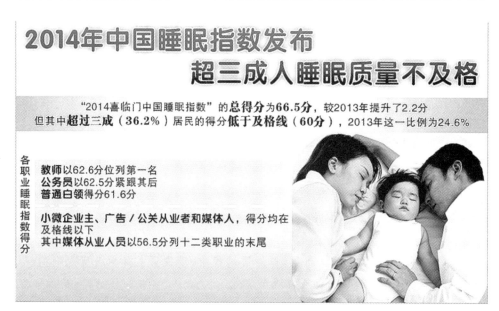

图4-1　2014年中国睡眠指数

　　【思考】现代社会里,是哪些因素让我们睡不安寝?为什么我们现在很难做到"日落而息"?

一、睡眠的含义

　　工业化时代或者说后工业化时代,睡眠成为一种普遍的稀缺资源、珍贵资源,"睡不

---

① 　例子来源于:张鑫.恐惧诉求与情感诉求在戒烟广告中的传播处理[J].才智,2013(16).
② 　卡尔·霍夫兰等.传播与劝服关于态度转变的心理学研究[M].北京:中国人民大学出版社,2015.

够"成为很多人的烦恼,更重要的是,很多人对睡眠的重要性认识不足。

睡眠为每人每天所必需,我们一生三分之一的时间都花在睡眠上。个体特征、个性特征及生活方式是影响睡眠长度和质量的因素。研究表明,人睡眠的黄金期是 35 岁,之后随着年龄的增长,睡眠质量变差,大多数人在 40 岁或 50 岁后,更容易在夜间醒来。爱因斯坦每晚睡 10～11 小时,他说这是为了滋养创造过程;法国作家巴尔扎克每天喝 30 杯咖啡,并通宵工作。于是,爱因斯坦活了 76 岁,巴尔扎克 51 岁死于疲劳过度和咖啡中毒。

什么是睡眠?睡眠是清醒期之后的一个休息和恢复的阶段。睡眠由不同的睡眠阶段组成,在整个夜晚,睡眠阶段分成不同的循环周期,每个周期都大约持续 90 分钟。不同的警醒状态被称为睡眠阶段,主要有两类:一类是 REM(快速眼动)睡眠;另一类是非 REM 睡眠。非 REM 包含睡眠阶段 1 和睡眠阶段 2(两者都是浅睡),以及慢波睡眠(由睡眠阶段 3 和睡眠阶段 4 组成)。夜晚睡眠大约由 25％的 REM 睡眠和 75％的非 REM 睡眠组成。一天中意识的主要形态是觉醒,可以持续 16～17 小时,一天里其他的时间(7～8 小时)是留给睡眠的。晚上每个循环期的睡眠不尽相同,前几个循环包含大量的慢波睡眠,而后几个循环则有更多的 REM 睡眠。慢波睡眠主宰着前半夜,REM 睡眠主宰着后半夜。

二、睡眠剥夺及其损害效果

睡眠剥夺可以是完全的,如迫使完全觉醒,也可以是部分的,如缩短睡眠时间,还可以是局限在某个特定的睡眠时期,如 REM 睡眠阶段的剥夺。

研究者在 20 世纪 60 年代末开展了极端的睡眠剥夺实验,在试验中,4 名志愿者连续 205 个小时或者连续 8 天保持觉醒。研究者从他们身上观察到渐增的疲劳以及思维能力和智力的下降,间歇性人格障碍也开始显现。同时还出现易怒、不成熟行为,以及感官扭曲和幻觉。到第三天,参与者开始不能集中注意力,随着觉醒时间的增加,这些年轻人表现的似乎是醒着,但是他们的大脑却介于睡眠和清醒之间,他们一次次对事情失去头绪,并时常缺乏肌肉张力,一直处于几乎跌倒的状态。这表明如果让我们的睡眠受到损害,那么我们的清醒时光也同样会受到损害。睡眠的主要功能是恢复,是让我们的身心从白天所累积的疲劳中恢复。觉醒和睡眠中心交互抑制,创建了交替的睡—醒循环。因此,越疲劳,睡眠的需求就越多。很多研究已经证明睡眠的这种自我平衡功能,并揭示:压力导致睡眠需求减少,导致我们的觉醒时长成比例增长。我们觉醒的时间越长,累积的睡眠需求也就越多,需要的睡眠时间也就越多。同时慢波睡眠的减少会破坏血糖代谢。

2017 年诺贝尔生理学或医学奖授予了美国遗传学家杰弗里·霍尔(Jeffrey C. Hall)、迈克尔·罗斯巴什(Michael Rosbash)以及迈克尔·杨(Michael W. Young),表彰他们发现了控制昼夜节律的机制。确切的实验已经证明昼夜节律源自动物的机体本身,它的全称是内源性昼夜节律,昼夜节律是真正的生物钟。在哺乳动物中,这个生物钟的基本组件位于小丘脑上被视为视交叉上核的小双边结构上。这些细胞核控制着整个机体昼夜节律时间。它们每个都不到 $1mm^3$,却由 45000 个神经元组成,这些细胞核被发现位于大脑中心,即在下丘脑中,略高于视神经交叉。这表明昼夜节律的机制源自细胞内。如果视交叉上核被毁,它的日常活动和休息节律就会被破坏。在这种情况下,从胎儿身上移植视交叉上核可以重置昼夜节律,但这时的昼夜节律有着捐献者的特征。因此,昼夜节律是由基因决定的。我们身体的生物钟的适应能力是有自然极限的,目前最强大的节律同步器是明暗周期,我们可以适应有限的时间是每天时长为23～27小时。

褪黑素是人体内的一种激素。褪黑素分泌始于夜间,它在血液中的含量在半夜时达到峰值,然后逐渐下降。皮质醇是一种由肾上腺分泌的激素,它在机体应激反应中扮演着重要作用,根据昼夜节律,它的血液水平在早晨起床时达到高峰。儿童阶段的慢波睡眠,其比例将随着年龄的增长而逐渐下降。慢波睡眠与身体的修复工程相关。在慢波睡眠中,身体分泌大量的生长激素,它们能促进身体生长和组织修复。因此,儿童的睡眠中断被科学家认为可能会损害生长发育和智力发展。良好的睡眠习惯、规律的入睡和起床时间,尤其是充足的睡眠时间对儿童非常重要。

男性与女性的节律周期有所不同。女性更倾向于早入睡和起床,因此比起男性,更多的女性是早起一族,女性生物天的平均长度比男性短6分钟。

人在30多岁后,睡眠结构会发生显著的变化。随着年龄的增长,大多数人的慢波睡眠越来越少,其效率也开始下降。睡眠时间表随着年龄的增大而改变,人们倾向于更早入睡和起床。睡眠质量的下降是渐进而持续的,这个进程的展开速度因人而异。但是,保持良好的生活习惯可以消除致病因素。阿尔兹海默病的病症之一就是昼夜节律的根本性改变。在老年时仍希望睡得像个孩子一样,会带来更多的焦虑和沮丧,有害无益。我们应当采取的态度是在尽可能长的时间里睡得尽可能好,尽量保持更好的生活习惯。

睡眠剥夺造成各种身心痛苦,表现在心理方面:易怒、攻击性强、社交退缩、悲伤、性欲减退;在认知方面:智力和敏锐度下降、集中注意力困难、记忆障碍、学习困难、创造力下降;在身体方面:疲惫、困顿、恶心、食欲不振、头晕、偏头痛、感觉冷、出汗、肌肉协调出问题、条件反射受损、视觉模糊、心悸、激素干扰。

对健康参与者所进行的一项复杂的时间隔离研究显示,一天中人们的情绪是变化的,在夜晚将尽时最低落,而在傍晚结束时最高涨。另外周日晚上似乎更难入睡,而在周一早晨,我们的情绪水平却在最低谷,这被称为“周一早晨时差”。流行病学研究表明,人们的情绪和行为在各个季节因光照水平的明显变化也会发生变化。

三、睡眠与褪黑素、生长素及瘦素

2001年国际精神卫生和神经科学基金会发起一项“全球睡眠和健康计划”,并将每年的3月21日定为“世界睡眠日(World Sleep Day)”。各个季节因光照水平的变化而变化,这都会对睡眠产生影响。据调查统计,每周上夜班3次以上的女性,乳腺癌发病风险是白天工作女性的2倍多。2016年8月,英国《BBC新闻》报道,一项新的研究显示,睡眠不足会增加患乳腺癌的风险。这项研究基于褪黑素抑制肿瘤生长,睡眠缺少的人体内褪黑素显著降低;对用乳腺球培养出的肿瘤进行褪黑素治疗后,乳腺球细胞的数目大幅减少且细胞变小。日本较早的一项研究证实,不仅女性,从事24小时倒班工作的男性比单纯白天工作的男性,前列腺癌症的发病率升高3～5倍。

熬夜,长时间沐浴在日光灯下,会抑制体内褪黑素的分泌,使睡眠时间更加错后。褪黑素还具有可以还原导致衰老的活性氧,具有解毒作用以及对抗癌细胞、抗肿瘤作用等。

褪黑素的减少,除上述作用减弱外,还会使我们变成容易诱发癌症的体质。

生长激素促进身体内细胞再生、活化,并提高机体免疫和抵抗力。生长激素只有在进入深度睡眠时才分泌。一旦养成深夜才睡眠的不良习惯,将会陷入不规则睡眠和慢性睡眠不足的状态。这样,生长激素分泌时段就会缩短,身体受到的不良损害、疲劳等均不能得到充分修复,从而导致疲劳蓄积,身体功能衰退。夜间工作的人们,由于生长激素进行的胃肠道修复功能不能正常实施,因而导致腹泻,这是已经被证明的事实。

睡眠质量差除了会诱发癌症外,也会导致其他疾病的发生,高血压就是其中之一。环境噪声大,只能浅睡眠,致使交感神经紧张,导致血压升高。环境安静,睡眠正常而又充分,血压就会降至正常。据统计,70%的糖尿病患者是由睡眠问题导致的。

睡眠不足也是肥胖的重要原因。首先,睡眠不足,身体功能低下,懒于锻炼身体,活动量减少,形成恶性循环。其次,睡眠不足导致生长激素分泌减少,机体免疫力下降,抗病能力衰减。生长激素有分解脂肪的能力,睡眠时分泌,燃烧脂肪,而熬夜降低了生长激素的分泌,脂肪不易正常分解,所以容易发胖。更重要的是,睡眠不足会导致一种叫"脑肠肽"压力激素分泌量增加,这种激素可以增加空腹感,使人变得喜欢吃高脂肪类的食物。如果连续两天每天睡眠的时间在 4 小时以内,脑肠肽素的分泌量增加 28%。此外,它还会使另一种抑制食欲、促进代谢功能的瘦素激素的分泌量减少 18%。许多人因为熬夜、彻夜不眠而变得喜欢吃高脂类食品。

人们起床大约 15 小时以后就会变得想睡。周末睡到很晚才起,破坏了身体的昼夜节律,导致周一猝死多发。

四、睡多长时间最好

睡眠过多同样是对身体有害的,据搜狐网《搜狐健康》2003 年载文,国外医学 10 多年大样本研究表明,成年人每天睡 7 小时死亡率最低;[①]日本研究者持同样观点,并发现睡眠时间超过 9.5 小时者,男性死亡率增加 1.73 倍,女性死亡率增加 1.92 倍。[②]

五、健康的睡眠习惯

美国《预防》杂志网站曾经刊出"最佳助眠作息表",以帮助人们尽快进入梦乡:7 点准时醒来。最初一段时间需依靠闹钟,久了你就会在闹钟响起的前几分钟自然醒了。8 点左右沐浴阳光。阳光可以唤醒身体。建议外出走动,或在阳光中吃顿早餐、喝杯咖啡。下午 2 点,喝最后一杯咖啡、可乐或茶。咖啡因的作用可持续 8 小时以上。下午 5 点 30 分锻炼。锻炼尽量安排在睡前 4 小时,以免对睡眠产生太大影响。下午 6 点 30 分吃饭。晚餐应少辣、少酸、少油炸,清淡且适量。晚 8 点铺床,关掉大灯,尽量将室温控制在 28℃ 左右。晚 9 点,记下烦心的、当天没干完的事,努力清空大脑。晚 10 点,关掉电子设备,1 小时后睡觉。[③]

---

① http://health.sohu.com/20130220/,睡眠时间与死亡率对照表,2013 年 2 月 20 日.
② 贾刚田.睡眠与死亡率[J].国外医学 社会医学分册,2004(4):184.
③ 李德勇.睡眠不足的 20 个危害[J].科学养生,2018(5):25.

优质睡眠是指在最适当的时间入睡和获得适当长度的睡眠。由起床时间决定睡眠时间,人从沐浴阳光的时间起15小时后进入睡眠状态。

饮食习惯影响睡眠质量,早餐要充足,晚餐要清淡和少量。早餐食谱中至少要包括蛋白质、脂肪、碳水化合物,以达到自然搭配,营养合理。

良好的睡眠意味着能快速入睡,并保持高效和恢复性的睡眠以及夜间醒得越少越好。要想舒适睡眠,尝试努力去完成以下一些事情:

(1)睡前使身心紧张的因素最小化。给自己一段过渡时间,使自己放松,在此期间,你必须停止工作,不玩网络游戏,避免在深夜进行剧烈的运动,不在床上看电视、回复电子邮件和刷朋友圈等。

(2)藏好闹钟。当无法入眠时,你应尽一切可能抗拒想知道时间的欲望。我们需要让无意识的大脑自行计算,让神经元好好休息。晚上可以设置好闹钟,但你不能在夜间或清晨看时间。

(3)夜间睡眠应尽量将灯关掉,不要使用遮光窗帘,避免打乱昼夜节律。

(4)容易失眠者,白天应避免打盹,早晨应避免在床上待得太久,否则会延迟疲劳累积过程。

(5)即使在休息日,也应当使起床时间与睡觉时间保持一定的规律。

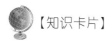【知识卡片】

世界睡眠日

睡眠是人体的一种主动过程,可以恢复精神和解除疲劳。充足的睡眠、均衡的饮食和适当的运动,是国际社会公认的三项健康标准。人一生中有三分之一的时间是在睡眠中度过,五天不睡眠的人就会死去,可见睡眠是人的生理必需的。

睡眠作为生命所必需的过程,是机体复原、整合和巩固记忆的重要环节,是健康不可缺少的组成部分。世界卫生组织调查发现,约27%的人有睡眠问题。为唤起全民对睡眠重要性的认识,2001年,国际精神卫生和神经科学基金会主办的全球睡眠和健康计划发起了一项全球性的活动,此项活动的重点在于引起人们对睡眠重要性和睡眠质量的关注。2003年中国睡眠研究会把"世界睡眠日"正式引入中国,为每年的3月21日。2018年世界睡眠日的主题是:规律作息,健康睡眠。

第三节　癌症及其致病因素

【思考】近年来,我们身边患癌的人日渐增多,得癌症和什么有关系?如何才能不被癌症盯上？得了癌症还能治好吗？

世界卫生组织在 2030 年最常见的死因预测报告中称，在未来的 100 年里，癌症将继续位居人类"夺命杀手榜"的首位。中国国家癌症中心公布的一组最新的癌症统计数据显示，中国平均每天有超过 1 万人被确诊为癌症，每分钟有 7 人被确诊为癌症。癌症新发人数正在持续上升，数量占全世界新发癌症病例的 1/4。换句话说，全世界新患上癌症的人当中，每 4 位中就有 1 位是中国人。从中国 347 家癌症登记中心的统计数据来看，中国居民在 40 岁以前，癌症发病率处于较低水平；40 岁之后迅速增加，80 岁达到最高值。癌症，已经成为中国重要的公共卫生问题。

一、什么是癌症

1. 癌症的概念

肿瘤（tumor）是机体在各种致瘤因子作用下，引起细胞遗传物质改变（包括原癌基因突变、扩增和抑癌基因丢失、失活等），导致基因表达失常、细胞异常增殖而形成的新生物。

依据肿瘤的生长特性和对身体的危害程度，肿瘤分为良性肿瘤、恶性肿瘤和交界性肿瘤。

良性肿瘤是无浸润和转移能力的肿瘤，通常有包膜或边界清楚，生长速度缓慢，对机体危害小。

恶性肿瘤是具有浸润和转移能力的肿瘤，通常无包膜，边界不清，向周围组织浸润生长、生长速度快，对机体危害大，常因可复发、转移而导致死亡。

癌症（cancer）是恶性肿瘤的重要部分，除癌症外，恶性肿瘤还包括纤维肉瘤、平滑肌肉瘤、淋巴肉瘤、骨肉瘤、滑膜肉瘤、急慢性白血病。

癌症是指人体的正常细胞在内、外因素（如遗传因素、各种致癌因素）的综合作用下，细胞的基因发生突变，从而导致细胞增殖失控、分化障碍或凋亡受阻和细胞相邻关系改变、侵袭及转移等的一类疾病。

2. 原癌基因和抑癌基因

20 世纪 70 年代，医学家发现癌基因，肿瘤的病因学因此取得突飞猛进的进展，人类找到了肿瘤的本质。癌基因是指病毒或细胞中存在的、能诱导细胞转化，并使其获得更多新生物学特性的基因。存在于病毒内的癌基因称为病毒癌基因，存在于细胞内的癌基因称为细胞癌基因。通常细胞内的癌基因在正常情况下是以非激活状态存在的，因此被称为原癌基因，癌基因为原癌基因的活化形式，具有恶性转化细胞的能力。抑癌基因是指能够限制细胞增殖的一类基因。

二、癌症的特点

绝大多数肿瘤是由体细胞突变而后天获得的遗传性疾病。它不同于种系细胞异常而引起的先天性遗传性疾病。癌症具有以下特点：

（1）癌症的原因是基因突变。人体内有两万多个基因，真正与癌症有关的基因大概有一百来个。这些致癌基因中突变一个或几个，就会有发生癌症的风险。

（2）癌症依然是小概率事件。每次细胞分裂都会产生突变,绝大多数基因突变并不在关键基因上,因此癌症仍然是小概率事件。

（3）年龄越大,越容易得癌症。

（4）人身体上除了头发和指甲,任何部位都可能发生癌变。

（5）癌症是身体受损、累积而成的慢性病,因此癌症是可以预防的;癌症的发展是需要经过一定的时间累积,因此癌症发现得越早,治愈的可能性就越大。

三、哪些因素可导致患癌

1. 化学因素

研究发现,一些化学物质和因素对罹患癌症有较大的影响。早在 1775 年,医学家就发现扫烟囱的男性工人阴囊皮肤癌的发病率比一般人群要高,因此,认为长期接触烟煤会导致皮肤癌的发生。1895 年,医学家通过燃料工人与膀胱癌的关系提出职业接触芳香胺会导致膀胱癌。1941 年,美国国立癌症研究所发表了对 696 种化学物质的调查结果,明确其中 169 种会导致动物肿瘤。至此,化学因素致癌学说形成。1969 年,国际癌症研究中心将 628 种化学因素按其致癌性分为 4 大类,可能致癌的化学物质即 1 类和 2 类共 246 种。1994 年,致癌性强的 1 类和 2 类化学物质增加到 322 种。具有致癌作用的化学物质主要是那些可以作用于 DNA 从而影响细胞的增殖功能的化学物质。对人类而言,香烟中的许多物质是最重要的化学致癌物。

绝大多数化学致癌物存在于人们的生活环境中,如烟草（肺癌、口腔癌、咽喉癌、食管癌、膀胱癌）、高脂饮食（大肠癌、胆囊癌）、黄曲霉素（肝癌）、槟榔（口腔癌）、乙醇饮料（食管癌、肝癌、喉癌）等。

工作环境中长期接触某些致癌因素,经较长潜伏期,也会发生某种特定的肿瘤,称为职业肿瘤。我国政府规定的职业肿瘤有 8 种:联苯胺和膀胱癌;石棉与肺癌、间皮瘤;苯与白血病;氯甲醚与肺癌;砷和肺癌、皮肤癌;氯乙烯和肝癌;焦炉逸散物与肺癌;铬酸盐和肺癌。

2. 物理因素
物理因素包括电离辐射、紫外线、矿物纤维等,均会诱发癌症。

3. 生物因素
（1）病毒。

（2）寄生虫与细菌:与肿瘤相关的寄生虫主要是肝吸虫和裂体吸虫。与肿瘤相关的细菌主要是幽门螺杆菌,其与胃癌直接相关。

4. 医源性因素
（1）X 射线检查和放射治疗。

（2）放射性核素。

（3）化疗药物。

（4）激素。

（5）免疫抑制。

5. 生活因素
绝大多数化学致癌物存在于人们的生活环境中,包括空气、饮食等,如烟草（引起肺癌、口腔癌、咽喉癌、食管癌、膀胱癌)、高脂饮食(引起大肠癌、胆囊癌)、黄曲霉素(引起肝癌)、槟榔(引起口腔癌)、乙醇饮料(引起食管癌、肝癌、喉癌)等。养成健康的生活方式对防癌抗癌很重要。

6. 年龄因素

年龄越高,越容易得癌。2013 年中国第一次发布《肿瘤年报》,癌症发病率从 40 岁以后呈指数级增长。随着寿命的增加,得癌症的概率越来越高。

四、癌症的检查和治疗

近年来,随着现代医学的高速发展,医学影像技术的高度发展,癌症的检查手段越来越多样,越来越精准,癌症发现的时间也越来越早。常用诊断癌症的方法有肿瘤标志物、内镜、超声、放射性核素、X 射线、计算机体层摄影(CT)、磁共振成像和正电子发射断层显像(PET)。目前,还采用分子生物学、细胞和分子遗传学技术对某些癌细胞进行分子诊断和基因诊断。癌症的早期发现和早期治疗是非常重要的。癌症的中晚期患者,五年生存率西方发达国家一般都在 50％左右,北欧有一些国家可以达到 70％～80％,而在中国(国家癌症中心的数据)仅 14.7％左右。如果能定期体检,早发现癌症,再经过手术之后的综合性治疗,五年生存率是可以达到 90％甚至 100％。

目前,癌症的常用治疗方法有手术、放疗、化疗、生物治疗、免疫治疗、干细胞治疗、基因疗法、靶向药物治疗、疫苗治疗、纳米治疗、质子治疗等。

五、癌症的疫苗

目前有防治癌症的疫苗吗？首先可以肯定的是:有,但没有"广谱癌症疫苗"。

癌症实际上是几百种甚至是上千种疾病的统称。每个癌症都不一样,而每个癌症疫苗只能针对某一类癌症或某一种基因突变。

目前,疫苗疗法有癌症前和癌症后的,即一种是预防性癌症疫苗,另一种是治疗性癌症疫苗。美国已上市 3 种癌症疫苗,这 3 种癌症疫苗中,2 种是预防性癌症疫苗,即预防肝癌的乙肝病毒疫苗和预防宫颈癌的人乳头状瘤病毒疫苗。另外一种疫苗是 FDA 批准的真正意义上的癌症疫苗,它是针对前列腺癌的"治疗性疫苗",但这个疫苗效果有限,患者接种后平均存活时间只延长了 4 个月。这两年出现了治疗前列腺癌的两个革命性特效药 Zytiga 和 Xtandi,因此使用前列腺癌疫苗的患者大幅度减少,生产它的公司(Dendreon)最近也破产了。

2017 年 6 月,葛兰素史克公司(GSK)宣布,人乳头状瘤病毒(HPV)疫苗(商品名:希瑞适)获得中国国家食品药品监督管理总局的上市许可,成为中国首个获批的预防宫颈癌的 2 价 HPV 疫苗。2017 年 7 月,希瑞适上市,适用于 9～25 岁女性。2018 年 3 月,宫颈癌 4 价疫苗上市,适用者为 20～45 岁的女性。

当然,还可去美国等欧美国家治疗癌症,美国癌症治疗水平要比国内先进,不过如果你计划这样做,首先要准备好殷实的"钱袋"。关于这一方面,我们可以参看菠萝先生写的《癌症·真相》一书。实际上,对于癌症,最有效的办法是预防,尽可能地以健康科学的方式生活,不给癌症侵犯你的机会。下面介绍一些日常生活中的防癌知识。

六、日常生活的防癌

1. 早发现、早治疗

凡是肿瘤直径在 1 毫米之内,未出现临床症状,或仅出现早期癌症信号,或处于"微小癌"(也称为一点癌阶段),在临床上能够诊断出的癌就可以称为早发现。其经过手术之后的综合性治疗,五年生存率是可以达到 90% 甚至 100%。

2. 做好癌症的一级预防、二级预防和三级预防

一级预防是指健康人群防止发生癌症,主要是呼吁人们保持健康的生活方式,积极消除各种致癌因素的作用和影响。癌症的一级预防方法主要是戒烟限酒、平衡饮食和经常运动。科学研究表明:健康饮食、平衡饮食是防癌的一大法宝。营养过量癌上身,如结肠癌、直肠癌、前列腺癌、胰腺癌、肾癌、乳腺癌、子宫癌、卵巢癌等都与营养过量有关系。所谓营养过量,是指热量过高,特别是源于脂肪的热量过高。最好每人每天食用的猪、牛、羊肉等少于 80g,蛋每人每天 1～2 个,牛奶两大杯(250mL 为 1 杯),食用植物油约 25g。

二级预防是指早期发现、早期诊断、早期治疗。

三级预防是对癌症患者进行综合治疗,提高治愈率,降低死亡率;防止残疾或减轻致残程度,降低残疾率,改善癌症患者生活质量;进行康复指导,预防癌症的复发和转移。

癌症发生后,应通过消除致癌条件,以控制病情的发展和恶化,设法使癌细胞处于"休眠"状态,延长病人的无病生存期。由于癌症从发生到发展成临床癌要经过 10 多年时间,因此预防的重点是家庭和睦、互相关心,减少负性生活事件和精神创伤,保持心境平和,情绪稳定;改变行为模式,以减少负面个性性格对癌症的影响,树立战胜癌症的坚强信心;学会心理调适,减轻精神负担,克服负性个性,增加治愈机会;改变不良生活方式,过健康科学的生活,以提高治疗癌症的效果;坚持每周 3～5 次,每次 30～45 分钟的体育锻炼,以增强机体的抗癌能力。

3. 不要长期服用可能致癌的药物

受某些观念的影响,很多中国人都有不经医嘱而自行使用药物的习惯,这大大降低了用药的安全性,甚至因用药不当而致癌。据调查资料显示,中国每年至少有 20 万人因用药不当而致癌。可致癌的药物主要包括阿司匹林、氨基比林、氯霉素、土霉素、利血平、硫唑嘌呤、环磷酰胺、己烯雌酚、苯巴比妥、异烟肼等西药,以及花椒、藿香、款冬花、石菖蒲、砒霜、雄黄等中药。

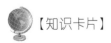 【知识卡片】

世界癌症研究基金会与美国癌症研究发布的《食品、营养与癌症预防报告》

(1) 在正常体重范围内,尽可能瘦一些。

(2) 每天进行 30～60 分钟的中等强度的身体活动(相当于快步走)。

（3）少吃高能量食物，不喝含糖饮料，不吃高糖分、低纤维、高脂肪的加工食品。

（4）以植物来源的食物为主，多吃不同种类的蔬菜、水果、未作精加工的谷类和豆类。

（5）每周吃牛肉、羊肉、猪肉等红肉不超过 500 克，少吃或不吃火腿、熏肉等加工过的肉制品。

（6）限制饮用含酒精饮料。若饮酒，男性每天不超过 2 份，每份不超过 10～15 克，女性只饮 1 份。

（7）少吃咸食和腌制食品，保证每天盐的摄入量不超过 6 克。

（8）通过膳食满足营养需要，避免使用营养品，除了怀孕期间可服用叶酸外，不推荐使用膳食补充剂预防癌症。

（9）完全用母乳喂养婴儿 6 个月，然后继续母乳喂养的同时添加辅食。

（10）癌症病人在治疗结束后要严格遵守上述营养建议，多做体育锻炼，保持适当体重，远离烟草。

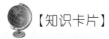【知识卡片】

防癌忠告

（1）戒烟并远离烟雾。

（2）了解亲属癌症史。

（3）多吃蔬菜和水果。

（4）适当少吃红肉。

（5）加强运动锻炼。

（6）接种乙肝疫苗。

（7）预防"现代病"：不酗酒、不滥用药物、不经常吃快餐食品、不要长时间暴露在烈日下，不当工作狂，不要凡事都依赖现代化工具。

（8）定期进行体检，作息规律。

（9）慎用激素类药物：激素类药物对人的副作用较大，特别是过量使用会引起细胞异变。尤其是绝经妇女，过量使用雌激素会增加患乳腺癌的危险。

（10）了解癌变知识，特别是要懂得癌变早期症状，如不明原因的肿块和持续的咳嗽或嗓子嘶哑等，突然体重下降和食欲不振等，以及其他身体状况的突然变化等。

第四章第三节

本章推荐阅读

1. 陈皮.睡眠的革命[M].北京:经济管理出版社,2013.

2. 戴安·B.博伊文.睡眠与健康[M].黄纲,黄小冰,译.世界图书出版公司,2014.

3. [以色列]约瑟夫·布伦纳.天下无癌:癌症补充替代疗法完全手册[M].蒋冰倩,译.北京:中国人民大学出版社,2016.

4. 菠萝.癌症·真相[M].北京:清华大学出版社,2015.

本章参考文献

1. 陆恒.肿瘤病人最关心的 418 个问题[M].武汉:湖北科学技术出版社,2015.

2. [日]宫崎总一郎.正确的睡眠防百病[M].侯丕华,黎楠,译.北京,中国科学技术出版社,2014.

3. 戴安·B.博伊文.睡眠与健康[M].黄纲,黄小冰,译.世界图书出版公司,2014.

4. [以色列]约瑟夫·布伦纳.天下无癌:癌症补充替代疗法完全手册[M].蒋冰倩,译.北京:中国人民大学出版社,2016.

5. 乔治·约翰逊.细胞叛变记:解开医学最深处的秘密[M].福州:海峡出版发行集团,2015.

6. 菠萝.癌症·真相[M].北京:清华大学出版社,2015.

本章习题

第五章　艾滋病及其健康传播

第一节　艾滋病及其危害

【思考】什么是艾滋病,为什么会得艾滋病?

一、什么是艾滋病

艾滋病的英文全称是 acquired immuno deficieney syndrome,简称 AIDS,中文称获得性免疫缺陷综合症。这是一种由人免疫缺陷病毒(HIV)引起的传染病。它是一种感染人类免疫系统细胞的慢性病毒,属逆转录病毒的一种。其临床表现为:淋巴结肿大、畏食、慢性腹泻、体重减轻、发热、乏力等,由全身症状起病,逐渐发展至各种机会性感染、继发性肿瘤、精神障碍而死亡。

我国第一例艾滋病患于 1985 年 6 月发现,男性病人,34 岁,美籍阿根廷人,有同性恋史,1985 年 5 月底随旅游团来华,因持续高热、咳嗽、呼吸急促到北京协和医院急诊,抢救无效,当日死亡。经检查证实为艾滋病患者。同年,我国又发现 4 例血友病患者因输入美国阿默药品公司(Armour Pharmaceutical Company)血液制品而感染艾滋病。1986 年,我国又诊断出一例艾滋病患,福建人,在纽约居住 9 年,从事厨师工作,自觉极度疲乏,上肢麻木,持物无力,不自觉丢落,伴反复发作的双目蒙黑,症状逐渐加重,住院 42 天后死亡。

二、艾滋病感染后对身体各组织器官的影响

HIV 进入机体后,经过一段时期的潜伏,感染者出现急性感染症状。其主要表现为:

(1)淋巴结肿大：颈后、腋窝和腹股沟的淋巴结肿大，累及全身。此外，脾脏常常肿大、充血，可发生自发性破裂而死亡。

(2)皮肤黏膜受损：如出现卡波西肉瘤、口腔念珠菌病、慢性疱疹病毒感染及传染性软疣等。

(3)眼部受损：出现微血管病变、缺血性黄斑病变、缺血性神经病变，导致视力下降、黄斑区水肿渗出、梅毒性视网膜炎等。

(4)口腔病变：易患口腔念珠菌病、毛状白斑病、HIV 相关性牙周炎等。

(5)消化系统疾病：出现食管疾病，胃部损伤，肝胆疾病，小肠和结肠疾病，肛门、直肠疾病。

(6)呼吸系统感染：细菌性肺炎、军团菌肺炎、肺结核、肺部寄生虫病等。

(7)心血管系统受损：心肌炎、心包炎、心内膜炎等。

(8)神经系统表现：无菌性脑膜炎、艾滋病痴呆症等。

(9)血液系统病变：血小板减少、血红细胞减少、中性粒细胞减少等。

三、艾滋病的分期

一个艾滋病患者从感染 HIV 到出现临床症状，可以分为四个阶段：

(1)急性感染期：表现为发热、咽喉痛、淋巴结肿大、皮疹等。

(2)无症状感染期：也称潜伏期，该时期 HIV 抗体阳性检出率为 100％。

(3)全身性持续性淋巴结肿大期：艾滋病早期，出现持续发热、腹泻、原因不明的体重减轻、乏力、盗汗、头痛等。除腹股沟外全身有两处以上淋巴结肿大。

(4)艾滋病期：A 型，出现全身性症状，如腹泻不止，最后呈血水样。B 型，出现神经精神症状，如疲倦、极度乏力、记忆力减退、反复发作性头痛、精神淡漠等。C 型，表现为多种机会性感染症状，如卡氏肺孢子虫肺炎、结核、隐孢子虫肠炎等。D 型，出现肿瘤症状。E 型，出现慢性全身性非特异性淋巴性间质性肺炎等。

四、艾滋病的传播途径

1. 性传播途径

全球有 70％～80％的艾滋病感染者是通过性接触传播的。男女异性接触以及男男同性接触传播是目前全球艾滋病传播的主要途径。一般说来，性伴侣数越多，感染的概率就越大；性伴侣处于艾滋病感染早期和发病期就会有更高的传染性；肛交是最危险的性接触行为；性行为的被动方受感染的概率大于主动方；患有性病，尤其是造成生殖器溃疡的性病可使单次接触的危险性增加 2～10 倍。

2. 血液传播途径

输入了污染艾滋病病毒的血液或血液制品，移植或接受了艾滋病病毒感染者的器官组织或精液，与注射吸毒者共用未经消毒的针具，是艾滋病血液传播的三种方式，其中共用注射器吸毒是我国艾滋病的主要传播途径之一。此外，使用未经过消毒的手术器械、针具等也可造成医源性传播。医护人员在提供医疗服务时，意外被艾滋病病毒感染者或病人的血液、体液污染皮肤或黏膜时，或被污染的针头刺破，也有感染艾滋病病毒的危险。

3. 母婴传染

感染艾滋病病毒的母亲，通过妊娠、分娩和哺乳，有可能把艾滋病传染给胎儿或婴儿。在未采取措施的情况下，母婴传染的概率为 20%～45%。

五、艾滋病的易感人群

疾病的易感人群是指对某种传染缺乏免疫力、易受该病感染的人群和对传染病病原体缺乏特异性免疫力、易受感染的人群。艾滋病的易感人群主要是：

(1)注射吸毒者。

(2)男男性接触者。

(3)多性伴侣者。

(4)性工作者。

(5)艾滋病病毒感染者、病人的配偶或性伴侣。

(6)接受了艾滋病病毒污染的血液及血制品者。

(7)感染了艾滋病病毒的母亲所生的孩子。

六、艾滋病的传播现状

据世界卫生组织统计，2015 年全世界约有 3670 万人为 HIV 携带者，其中大部分都在低、中等收入国家。据估计，2015 年新感染 HIV 的人数约为 210 万人。迄今为止已经有 3500 万人死于 HIV 感染，其中 2015 年有 110 万人。

《中国艾滋病性病》2016 年 12 月刊文称，截至 2016 年 10 月 31 日，我国现有艾滋病病毒感染者及病人 660161 例，报告死亡 203227 例，现存活感染者 387757 例，艾滋病病人 272404 例。2016 年 10 月新发现的艾滋病感染和艾滋病病人 9625 例，既往 HIV 感染者转为艾滋病病人 2687 例，在该月新发现的艾滋病感染者和病人中，感染者男女比例为 3.8∶1；艾滋病病人男女比例 4.8∶1。艾滋病是一种特殊的疾病，在患病人群中，男性比例高于女性，而在社会生活中，女性所承受的社会压力要比男性高得多。

第五章第一节

红丝带基本知识

第二节　艾滋病的社会性问题

四川谢某是在一家企业试用了一个多月后，通过了试用期，但公司未及时与他签订劳动合同。在上班的第三个月,公司让其上交入职体检,却发现谢某感染了艾滋病病毒。于是,公司以"申请人体检不合格,拒绝录用"为由,开除了该员工。谢某向劳动仲裁委员会提交了仲裁申请,要求公司支付转正后的两倍工资。另外,谢某认为转正后公司未及时和他签订劳动合同,在知道其是艾滋病感染者后将其开除,属于对他的歧视,要求赔偿。

【思考】社会是如何看待艾滋病病人的? 这种社会眼光和艾滋病人的社会身份对预防和治疗艾滋病,以及艾滋病人的康复将产生怎样的影响?

一、艾滋病与社会性别

艾滋病既是一个生物医学问题,同时又是一个社会问题。它涉及人类的性观念、社会道德、社会文化习俗、社会经济发展等问题。它既是一个许多人高度禁忌的话题,又是一个无法回避的话题。

经济地位、资源分配在男女两性间的差异,以及文化、传统观念对男女两性行为的约束和影响,使得女性比男性更易受到艾滋病病毒的侵袭,而男性则比女性更易发生高危行为,更易传播艾滋病病毒。通过社会性别视角,揭示男女两性暴露、感染艾滋病的危险性,可以更好地理解不同人群在防治艾滋病方面的需求,制定有效的预防干预措施。

1. 什么是社会性别

社会性别(gender),是由美国人类学家盖尔·卢宾(Gayle Rubin)最早提出,主要是指自身所在的生存环境对其性别的认定,包括家人、朋友、周围群体、社会机构和法律机关的认定等,是生物基本的社会属性之一,主要体现在性别角色上,也是一种文化构成物,不仅因时间而异,而且因民族地域而异,也是一种特定的社会构成。社会性别是相对于生理性别(sex)而提出的概念,最早是在 20 世纪 70 年代的国际妇女运动中出现,80 年代后被联合国等国际组织广泛使用。

社会性别主要是指男女两性之间存在的社会性差异和社会性关系,也就是指在一个特定的社会环境中,由社会因素形成的男性和女性的群体特征、角色、活动等差异。强调因社会、经济和文化影响而后天形成的男女之间的社会差异与权力结构,以及由此而产生的社会对男女群体特征、角色、活动、责任的期待与规范,即社会文化中形成的属于男性或女性的群体特征和行为方式,在此基础上的社会性别分工、价值评判和权力结构。

美国历史学家琼 W. 斯科特说:"社会性别是基于可见的性别差异之上的社会关系的构成要素,是表示权力关系的一种基本方式。"比如在中国,社会性别差异表现如表 5-1 所示。

表 5-1　社会性别差异表现

男性	女性
坚强、勇敢、大气、宽容	温柔、细心、体贴、善良
父亲、养家糊口、决策	母亲、照顾、相夫教子、贤妻良母
英俊、潇洒、责任感	美丽、女人味
领导、主外	顺从、主内
以事业为主	以家庭为主

　　社会性别观念的形成是一个社会化过程。家庭、社会中的责任、义务哪些应该由男性承担、哪些应该由女性承担，一直以来都有明确的社会性别分工，家庭、学校、大众传播媒体以及其他社会化重要场所不断复制和强化这些分工和规范。社会性别意识是以性别规范和社会角色为基础的文化建构，性别之间的生理差异不足以直接导致两性之间地位的高低，但是男女两性之间的社会性别差异却会导致男女两性社会地位的差异。

　　社会性别差异表现具有多样性，社会性别差异不是一成不变的，它会随着男性女性的主体意识和全社会平等意识的觉醒，以及社会文化价值观和社会习俗的变化而变化。

　　2. 从社会性别看女性艾滋病问题

　　近年来，中国艾滋病病毒感染者中女性所占的比例显著增加，来自云南省的数据表明：1989 年，云南省感染艾滋病的男女比例是 9.7∶1，2012 年为 1.75∶1，男性占 63.6%，女性为 36.4%。

　　联合国艾滋病规划署将由于个人行为而感染艾滋病的可能性定义为"危险性"，把影响个人自控力的可能性定义为"易感性"，易感性与危险性密切相连。

　　女性的生理特点和社会性别地位使得女性在感染艾滋病的危险性与易感性上处于不利地位：

　　(1)女性的生理结构决定了艾滋病从男性传给女性比女性传给男性更容易。

　　男性精液中艾滋病病毒含量比女性阴道分泌物中的含量高，强迫的性行为可能导致生殖道微小损伤，这就给病毒侵入提供可乘之机。女性患有性病时不加治疗或不及时治疗，感染艾滋病的可能性增大。

　　(2)由于社会性别意识，过去让女性了解完整的性知识或主动提出使用避孕套，是违背社会性别规范的。缺乏知识，以及不利的社会经济文化地位，导致女性处于脆弱的环境，成为艾滋病易感人群。由于社会性别意识，男性在性方面更具本能的性活力、性冲动力、性控制力和性占有欲，这样的社会性别规范与认同，促使他们自以为是，导致他们认为他们的性行为是制服和统治的过程，而不需要尊重性伴侣，从而使女性处于感染艾滋病和性病的脆弱境地。

　　同时许多文化中的社会规范限制了女性获取性方面的知识，女性在性活动中处于被动一方，极大地限制了她们与对方协商，比如安全性行为、正确使用避孕套、与性伴侣或丈夫的性行为关系等问题的行为能力。在很多发展中国家，女性特别容易感染艾滋病，并且面对危险时是最无助的人群。如果女性患有艾滋病，她们会受到世俗偏见的更多歧视。在发生性关系或是使用避孕套这些事情上，男性拥有更多的主动权。在发展中国家，女性对男性的经济依赖、遭受的家庭暴力以及相对容易接受男性滥交的普遍观念，都是女性成为艾滋病受害者的主要原因。

　　3. 艾滋病女性担负的角色

　　在实际的社会生活中，艾滋病女性要比艾滋病男性承担更多的社会角色。

　　(1)再生产角色：指对家居及家庭成员的照料及维持，包括生育及照料孩子、做家务及照顾家人。例如，河南省女性艾滋病病人，既要照顾艾滋病的丈夫，又要承担生儿育女、维持性生活和家务劳动等再生产性质的工作。

　　(2)生产者角色：中国农村妇女既要像男人一样种田、忙生计，还要生育小孩、洗衣服、做家务、喂猪、砍柴,加上家庭收入低微、营养状况低下,她们往往身体健康状况不良。

二、艾滋病的易感人群

艾滋病疫情主要集中在亚非拉地区的发展中国家。根据 2005 年的相关数据,全球 4000 万艾滋病患者或病毒携带者中 95％生活在发展中国家,全球 1400 万艾滋病孤儿多数生活在发展中国家。艾滋病在贫穷国家肆意泛滥的最根本原因之一是医疗资源分配不均。在亚非拉发展中国家,公共医疗资金总额少于国民生产总值的 1％,而在发达国家的比例为 6％。美国 10％的国民生产总值花在医疗费用上。联合国预计,在发展中国家进行艾滋病预防每年至少需要 7 亿～10 亿美元,但是,全球所有艾滋病预防资金的 95％用在了发达国家,而 95％的艾滋病病毒携带者生活在发展中国家,这是世界性的防治艾滋病的悖论。

艾滋病疫情危害的是贫困国家的最贫穷的人们。巴西 74％的艾滋病感染者是文盲或仅有小学文化程度的人。在南非 98％的艾滋病患者或病毒携带者集中在有色人种人口中。穷人、女性和儿童是最容易感染艾滋病的弱势人群。

三、艾滋病面临的世俗偏见

什么是世俗偏见? 世俗偏见的英文单词最早出现在古希腊时期,当时是指因做了不道德的事情而被烙在皮肤上的印记,烙有这样印记的人受到大众的唾弃和疏远。如今,偏见是指被多数人认为无能、无德、有罪的一小部分人所承受的歧视和负面待遇。

对艾滋病的世俗偏见属于双重世俗偏见,一方面来源于艾滋病的严重危害性;另一方面在于艾滋病的易感人群本身就是受社会歧视的社会群体。20 世纪 80 年代中期的民意测试显示,50％以上的美国人都认为"大多数感染艾滋病的人都是自作自受",那些通过可控制行为感染艾滋病的人被视为"罪有应得",而那些因输血被感染艾滋病的人被视为无辜的受害者,则会得到更多的同情和较少的仇视。

另一个对艾滋病产生世俗偏见的重要原因是人们对艾滋病传播方式的无知。社会心理学家发现,仅仅是了解艾滋病传播的方式并不能改变人们歧视艾滋病、对之抱有偏见的行为。偏见和歧视更多的是一种情感的外在表现。2001 年哥伦比亚的一个全国健康调查显示,有 85％的人强烈认为,艾滋病人不应该与他人发生性关系,就算使用避孕套也不行。

对艾滋病的世俗偏见会导致艾滋病病人不愿意接受病毒检测、故意隐瞒病情等,从而使更多的人被传染。

如何消除偏见? 艾滋病涉及性行为、道德观和死亡等敏感话题,消除艾滋病世俗偏见应当把艾滋病从社会高度禁忌话题挪移到社会低度禁忌话题,打破人们对艾滋病话题的沉默现状,通过人们在不同场合公开对艾滋病进行讨论,改变人们的世俗偏见。

四、国家对艾滋病防治的投入

2002 年 8 月之前,中国 ARV 药物只能靠进口,价格相当昂贵。2001 年 12 月初,通过多次谈判,葛兰素史克公司、默克公司和百时美施贵宝公司将药物价格下调了 1/2～2/3,每位患者的平均费用将由每年的 11 万～13 万元下降到 3.5 万元人民币。但尽管如此,中国大部分人尤其是农村患者,仍然无法承受。2003 年,财政部、国家税务总局和海关总署免除进口 ARV 药物的关税和增值税,经过免税后,药品费用每人每年仅需 8000～10000 元人民币。

从 2002 年起,国内制药公司也积极研制仿制药。目前国产非专利的 ARV 药物第一批配方已经完成,其价格仅为进口药物的 1/10,每人每年仅需 3000 元人民币。另外,中国政府将 ARV 药物纳入基本医保目录,并在欠发达地区建立了 100 个 AIDS 综合防治示范区,使 AIDS 高度流行区的患病人群能够从治疗和护理中受益。

第五章第二节　　　　　　　　　　　　　红丝带预防与控制

第三节　艾滋病防治的健康传播与传播障碍

美国旧金山曾经是美国首先爆发大规模艾滋病的城市。艾滋病高发的 20 世纪八九十年代,旧金山也是男性同性恋者的天堂,1981 年旧金山的男性人口中同性恋者较多,公共浴室成为同性恋匿名性交的最方便场所,也是艾滋病传播最严重之处。男性同性恋成为美国艾滋病传播和感染的高危人群,在 1981 至 1993 年间,旧金山男同性恋合唱团从 122 名成员锐减到 7 名,大部分死于艾滋病。

【思考】我们应当如何传播关于艾滋病的防治信息?

一、阻止艾滋病传播的健康传播策略

1. 同伴教育:旧金山自援行动

同伴教育是一种在旧金山成功实施预防艾滋病病毒扩散及艾滋病健康传播的方式。这一模式的关键在于整个行动保持中立立场,避免对某种生活方式予以偏见的态度或歧视性的语言,哪怕这些人是吸毒者或是性工作者。例如,阻止艾滋病传播干预项目的工作人员使用了"毒品使用者"而不是"瘾君子",用词上的这一点点改变体现了社会完全不同的态度。阻止艾滋病传播这一干预活动是由男性同性恋者自主发起的,在他们组织的小型研讨会上,演讲者都是艾滋病病毒携带者,他们的讲话贴近听众的文化和语言,普遍受到大家的好评。演讲者都是同性恋社区的领袖人物,受到同辈的尊敬。在每次会议的最后,所有与会的人都会做出承诺,实施安全性交,并且会自荐组织下一次会议。20 世纪 80 年代,旧金山市民经历了性生活方式的一次大变革,例如,1983 到 1984 年,50％拥有单一性伴侣的男性和 71％拥有多个性伴侣的男性都是在没有任何保护措施的情况下进行肛交；四年后，这些数据下降到 12％和 27％。促成这一改变的是：第一，密集的预防干预项目；第二，令人心惊的大量艾滋病患者死亡数字。

2. 社会仪式传播：艾滋病纪念毯

提高艾滋病问题意识的举措还有艾滋病纪念毯(AIDS quilt)。第一块艾滋病纪念毯是旧金山的琼斯(Cleve Jones)制作的，为纪念他 33 岁死于艾滋病的朋友菲尔德曼(Marvin Feldman)，制作于 1986。1987 年在首府华盛顿中心广场展出了 1920 块纪念毯，代表死于艾滋病的患者。2001 年的世界艾滋病日，为了纪念美国发现艾滋病 20 周年，大家缝制了 45000 块纪念毯，代表美国死于艾滋病的 448000 余人。艾滋病纪念毯象征了人类遭受艾滋病疫情的苦难，并向大众传递了痛苦的信息。

3. 大众传播媒介打破对艾滋病的沉默

新闻媒介将艾滋病作为公共议题，对艾滋病进行大众传播。1985 年以前，美国范围内的大众媒体基本上没有报道过有关艾滋病的新闻。美国新闻媒介打破对艾滋病的沉默，主要是从对两个特殊的艾滋病病例的报道开始的，这也是美国艾滋病健康促进运动的转折点。一例是 1984 年 12 月，12 岁的血友病患者 Ryan White 因为使用血液制品被感染艾滋病病毒，1985 年他被拒绝进入公立学校。他就此事提起诉讼，最终赢得了返回学校读书的权利。此案当时轰动全美。1987 年，在 Michael Jackson(迈克尔·杰克逊)的资助下，White 一家搬到了 Cicero(西塞罗)，一个距 Kokomo 有 30 千米的小镇。这个小镇接纳了 Ryan White，他受到了 Hamilton Heights 高中的欢迎，在这里，他被认为是一个普通的学生。16 岁的他在美国国家教育中心面向一万多名教师宣讲关于艾滋病的常识。此后，White 还不断参加各种义演以及电视节目，在多种场合宣传艾滋病。Ryan 为自己和艾滋病患者的权益和形象而斗争，赢得了人们的尊重，并成为许多名人的朋友。1988 年，Ryan 参观了歌星 Michael Jackson 的农场，在那里，Jackson 送给 Ryan 梦想已久的礼物——一辆红色福特野马跑车。同时在 1988 年，Linda Otto 和 Landburg 公司开始拍摄影片《Ryan White 的故事》，1990 年 4 月 8 日 Ryan White 因艾滋病病情恶化去世。另一例是 1985 年 10 月著名电影演员 Rock Hudson 死于艾滋病。随后在 1991 年 11 月，《纽约时报》用显著版面报道篮球明星"魔术师"埃尔文·约翰逊感染艾滋病病毒的消息，更重要的是魔术师主动担当了艾滋病公共议题的代言人。媒体的公开报道，打破了艾滋病的神秘性，也向公众揭示了艾滋病的致病因素和传播途径，帮助公众增强主动自觉的预防意识。

4. 政府政策议程的设置

1986 年 10 月 22 日发表的《外科总医师关于艾滋病的报告》是第一篇关于艾滋病的实质性报告，作者是当时里根政府的一员。这篇 36 页的报告号召对儿童进行艾滋病教育，提倡广泛使用安全套，并指出任何形式的隔离与强制性认定对控制疾病的流行都是没有用的。从此，政府开始加大对艾滋病预防、治疗和研究的拨款，到 2000 年美国政府对艾滋病的拨款累计已达到 100 亿美元。

二、关于艾滋病议题的传播挑战

艾滋病既是一个医学问题，又是一个社会问题，涉及医学技术发展水平和社会伦理，因此对艾滋病的防治和健康传播都会面临一些挑战和障碍。

1. 挑战

(1)散播挑战。艾滋病病毒看不见、听不到、摸不到，却能在人体内潜伏多年，并保持强有力的传染性，病毒可以通过多种渠道大面积地散播。全球 4000 万携带艾滋病病毒的人中，90％的患者并不知道他们自己携带病毒。传播交流策略就是要帮助公众了解艾滋病病毒，以及艾滋病的存在及其传播方式和防治措施。

(2)行为挑战。艾滋病涉及不平等的人际交往和行为；涉及社会文化根深蒂固的传统行为，如男权为重、宗教割礼等；涉及私人隐秘行为，如性交和吸毒；涉及重复性行为，如使用避孕套；涉及满足人类基本生理、心理和社会需要的行为；涉及社会禁忌行为和社会伦理道德所谴责和歧视的行为；等等。在强大的文化信仰、世俗偏见和社会不平等面前，艾滋病的预防干预会受到严重的制约。

(3)反响挑战。激发预防艾滋病计划的有效反应，涉及双方的行为变化，如使用安全套、产品供应和服务到位(艾滋病检测)的行为改变；涉及预防性行为改变，如采纳新的行为以避免或降低将来不幸事件发生的可能性；涉及在没有即时效应或者即时效应不明显的情况下行为的改变；涉及减少个人人生享受和乐趣的行为改变。

(4)聚焦挑战。艾滋病涉及传统媒体难以影响到的各类特殊人群，特别是那些处于社会边缘的人群。如同性恋者、吸毒者、性工作者；妇女和儿童弱势群体；贫民窟居民等处在社会经济底层的人群，以及移民工人和货车司机等流动群体。"同伴传教"和"意见领袖"等传播策略，能够有效地将干预信息传送给这些特殊目标群体。

艾滋病传播很难将社会因素和生物医学因素划清界限，因此在进行艾滋病健康传播时必须将艾滋病的医学因素和社会文化因素结合起来，才能发挥良好的干预效果。

2. 行为改变的四个误区

传播交流的干预目标，就是缩小目标群体在正确防治艾滋病的知识、态度和行为方面存在的差距。

误区 1　理所当然地认为每个人都能控制他们的社会环境。然而一个人能否接受艾滋病病毒检测、能否用避孕套、能否使用干净的针头，都受到文化、经济、社会和政治因素的制约。

误区 2　把所有人都摆在平等的立场上。但是，妇女和其他社会经济底层的人们基本无力抵抗艾滋病。

误区 3　设想每个人都能够按照自己的意愿来做决定。然而，实际上一名妇女能否得到抵御艾滋病的保护，通常是由她的丈夫决定的。

误区 4　认为每个人在考虑健康预防的时候都是理性的。但是在非洲的部分地区，人们根本顾不上考虑艾滋病的危险。在面对贫困、饥饿、战争和瘟疫的时候，谁还在乎艾滋病呢！在任何情况下，理性都有可能在激情的冲击下被抛到脑后。行为改变模式通常忽略了情感在预防保健卫生方面的作用。当然，有时我们也可以利用激情进行健康教育。

比如,当一个人目睹自己的亲朋好友死于艾滋病的时候,强大的情感冲击也许能够让他采取预防性的行为。

生物医学视角下的行为模式改变为艾滋病刻画了一个令人畏惧的社会形象,引导大众错误地认为导致艾滋病传播的是"别人"的不良行为,加深了世俗偏见和社会歧视。此类策略大多数倡导无性、禁欲,加深了人们的恐惧心理。这种行为改变模式在设定模式和理论架构时,忽略了"爱"的社会意义(包括冒险、信任、付出)对于不安全行为的影响。例如,肯尼亚年轻女学生通过性关系从富有的大都市中年男性,俗称"糖衣爸爸"处换取"三C"——钱(cash)、手机(cell phones)、车(cars,通常是宝马或奔驰等高档车),事实证明,肯尼亚的女孩感染艾滋病的风险比男孩子高出5倍。促成这种境况的原因是肯尼亚根深蒂固的男权文化,金钱是权力和威望的象征,而对于有权有势的男性来说,年轻女孩子就像他们的"战利品",为他们带来成就感和满足感。这种特定的文化为艾滋病的干预计划带来不小的障碍,在关注年轻女孩和"糖衣爸爸"这两个群体时,简单的"从糖衣爸爸身边走开"或"远离女学生"口号,是起不到任何作用的。

实际上文化也能起到干预艾滋病的作用。比如塞内加尔的社会文化观,注重婚姻和家庭,提倡寡妇和鳏夫迅速结婚,谴责未婚同居等。包括父母、兄弟姐妹、亲戚、邻居等都是监督不良性行为的主要力量,唯恐丢家族脸面的想法对于个人的行为有着很大的约束力。又比如,在美国中餐馆发幸运饼和红包也能提醒用餐客人采取安全性行为。

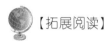【拓展阅读】

泰国卫生部长米猜的卷心菜和避孕套餐馆

米猜在曼谷红灯区开办卷心菜餐馆,其菜单的封面写着:"我们的食物保证不会让你怀孕。"首先吃的是避孕套沙拉,最后吃的是避孕套果冻,付账时,找的零钱是几个避孕套。餐馆门口的树上挂着颜色鲜明的条幅"我们没有薄荷糖,请拿两个避孕套吧",在条幅的下面放着两大盆避孕套,一盆写着"泰国尺寸",一盆写着"国际尺寸",由此打破避孕套沉默。[①]

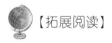【拓展阅读】

美国血友病少年与 Ryan White CARE

1971年12月6日,Ryan White 出生于美国印第安纳州的 Kokomo,他在出生时即被诊断为血友病。他开始接受第8因子(Factor VIII)治疗,否则,对他而言,一个小切口,甚至一处小擦伤都是致命的。1984年12月,Ryan White 被诊

---

① 辛文德·罗杰斯.直面艾滋病:媒体传播策略和安全套总动员[M].上海:上海科技出版社,2006.

断为患有 AIDS。医生告诉他：你还有六个月可以活。而那时，人们对 AIDS 的了解还少之又少。此时距离 1981 年首例 AIDS 在美国洛杉矶被发现仅 3 年，全世界第一次国际 AIDS 会议 1985 年 4 月才举行；直到 1985 年 5 月，*Science* 上才有一篇文章报告说 LAV 和 HTLV-Ⅲ 这两种病毒实际上是同一种病毒。

由于社会对艾滋病的无知和恐慌，Ryan White 被就读的公立学校禁止到校上课，他就此事提起诉讼，最终赢得了回学校读书的权利，此案当时轰动全美。但是，尽管他回到了学校，但仍然受到了学校其他学生的嘲笑。这些学生在他的更衣柜上写下脏话，在他走过学校大厅的时候辱骂他……1987 年，在 Michael Jackson（迈克尔·杰克逊）的资助下，White 一家搬到了 Cicero（西塞罗），一个距 Kokomo 有 30 千米的小镇。这个小镇接纳了 Ryan White，他受到了 Hamilton Heights 高中的欢迎，在这里，他被认为是一个普通的学生。朋友们说，他在开始时不愿和别人交往，但最后，他终于明白了人们希望和他在一起。他说："这里的人们好像都在想：'如果我是那个孩子会怎么样？'"

16 岁的他在美国国家教育中心面向一万多名教师宣讲关于 AIDS 的常识。他还不断参加各种义演以及电视节目，在多种场合宣传 AIDS。Ryan 为自己和 AIDS 患者权益和形象的斗争，赢得了人们的尊重，他也成为许多名人的朋友。1988 年，Ryan 参观了歌星 Michael Jackson 的农场，在那里，Jackson 送给 Ryan 梦想已久的礼物，一辆红色福特野马跑车。同样在 1988 年，Linda Otto 和 Landburg 公司开始拍摄影片《Ryan White 的故事》。

1990 年年初，Ryan 受到美国前总统里根的邀请，3 月他到洛杉矶参加了奥斯卡颁奖典礼。但是，他的病情开始恶化。

1990 年 4 月 8 日，是 Ryan White 生命中最后的一天。他躺在美国 Riley 儿童医院的病床上。陪在他身边的有他的母亲，他的祖父母，他所喜爱的歌手 Elton John，还有，Cicero 小镇上人们的关心——Jeff Null，一位 28 岁的砖瓦工说："每个人都在为他祈祷，我们都希望他能够好起来，回到家乡。"

4 月 9 日，美国时任总统老布什发表声明，他说："Ryan 的死使我们坚信，我们全体人民应作为一个整体，坚定地继续这场斗争，对这种顽固疾病的斗争。"在实验室，在医院，在全社会，对 AIDS 的斗争仍在继续。在 Ryan White 短暂的一生中，他曾说过："我想让 AIDS 成为一种疾病，而不是一个肮脏的字眼。"四个月后，美国国会通过了 Ryan White 全面艾滋病资源紧急援助法案（Ryan White Comprehensive AIDS Resources Emergency，简称 Ryan White CARE），为 AIDS 患者提供其自身无法获得的治疗 AIDS 的医疗资源。1996 年和 2000 年，美国国会又对该法案做出了修正和重新授权。每年，有超过 50 万的 AIDS 患者从这项法案中获益。Ryan White CARE 已经成为为 AIDS 患者服务的最大的政府项目。

红丝带、防艾疫苗

本章推荐阅读

1. 刘绍华.我的凉山兄弟[M].北京:中央编译出版社,2015.
2. 辛文德,罗杰斯.直面艾滋病——媒体传播策略和安全套总动员[M].上海:上海科技出版社,2006.
3. 李燕等.艾滋病与药物滥用[M].昆明:云南出版集团,2010.

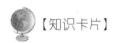【知识卡片】

去污名化传播策略

污名是美国社会学会欧文·戈夫曼的一项社会学研究和发现。在其著作《污名》一书中指出,污名是这样一种社会现象:人们因拥有某种特征的证据会使他区别于他可能成为的其他类型的人,使他变成不太令人欢迎的一类。要么邪恶透顶,要么十分危险,要么极其虚弱。于是,他在我们心中沦落了;一个健全的平凡者由此沾上了污点,受到歧视,这种特征就是污名。[①] 这种特征有时还被称为弱点、缺点或缺陷;它是由虚拟的和真实的社会身份之间的一种特殊差距构成的。

戈夫曼笔下的"污名"主要研究的是各类身体残疾的人和行为异常的人是如何被社会认识、如何自我认同、如何建构身份以及他们如何与社会互动。常被"污名"的人群有身体残疾者,如瘸子、盲人、聋子等;行为异常者如窃贼、妓女、犯罪分子、越轨者、同性恋者等。实际上,"污名"这一现象不仅出现在日常的社会生活中,同样也出现在医学健康领域中。例如,疾病患者的污名化现象、相关行业职业群体的污名化。

艾滋病患者和癌症患者是医学健康领域中污名化典型的例子,前者程度更为严重。据研究,截至 2014 年,我国估计有 49 万艾滋病患者和病毒携带者存活,且发病情况近年来呈逐年迅速上升趋势,艾滋病相关的污名化现象在我国十分严重,并且已经成为艾滋病预防控制和治疗措施实施的最主要障碍,成为艾滋病疫情流行发展的另一种高阶段形式。由于人们对艾滋病和癌症认识存在偏差,人们将艾滋病患者和癌症患者列入了另类人群,导致这两类患者在日常生活中常常受到轻视、隔离和歧视。为了自我保护,艾滋病患者和癌症患者往往会隐瞒病情。这样就会产生几个危险的后果:第一,患者因怕承受巨大压力或担心病情公开遭到歧视而不愿意去医院治疗,疾病得不到及时治疗和控制,加重了病情,延误了最佳治疗时机。第二,社会歧视容易导致患者绝望或其他负面情绪,产生自杀或报复社会等极端行为,造成更大范围的疫情传播。因此,对疾病及疾

---

① 欧文·戈夫曼《污名—受损身份管理札记》,商务印书馆,2004 版,第 2 页。

病患者去污名化是健康传播的重要内容和重要策略。

在中国,医学健康领域中的污名化现象还表现为对医生和医药代表这两个职业群体的态度上。由于媒介报道等社会因素影响,在一段时期内,"医生"的职业形象被污名,"收红包"成为医生的代名词;"行贿"更是成为医药代表的职业标签。这种污名化现象致使医患关系雪上加霜。因此,要建构正常和谐的医患关系,必须对"医生"等职业群体去污名化。

本章参考文献

1. 张孔来.艾滋病[M].北京:中国协和医科大学出版社,2001.

2. 李燕等.艾滋病与药物滥用[M].昆明:云南出版集团,2010.

3. 中国疾病预防控制中心、性病艾滋病预防控制中心、性病控制中心.2016年10月全国艾滋病性病疫情[J].中国艾滋病性病,2016(12).

4. 辛文德,罗杰斯.直面艾滋病:媒体传播策略和安全套总动员[M].上海:上海科技出版社,2006.

5. Yichen Lu Max Esses.亚洲艾滋病[M].北京:高等教育出版社,2007.

本章习题

第六章 医患关系健康传播

 学习目标

　　通过本章的学习,掌握医患关系的内涵,了解关于医生与病人关系的基本理论;了解古代医患关系的基本模式;能够正确分析当代医患矛盾和原因;掌握医患关系健康传播的基本策略。

第一节 中国古代医患关系

　　自人类诞生,疾病便伴随而至,此后医生这个职业便应运而生。因此,医患关系的存在,历史悠久。由于时代、环境、技术条件的变迁,古今医患关系的特点、内涵和面临的问题也发生了很大的改变。

　　【思考】你知道中国古代医患关系是怎样的吗?

一、中国古代的医患关系

　　中国古代医书说"医者父母心",要求医者如父母般关心照顾他们的病人,病人生病后往往有较强的依赖心理,希望得到医者的帮助和照顾。这种医患关系被称为"家长式医患关系"。

　　在这种医患关系中,医者具有专业知识,医者被赋予了一种特殊的权力,即为了病人的治疗,医者可帮助或代替病人及家属做出治疗上的决定,因此对医者的品德要求很高,要求医者能够自律。

　　中国古代将"仁爱救人"作为处理医患关系的基本准则。东汉名医张仲景认为,要实现"爱人知人"的理想,就应当明了医理,重视医疗,这样方能"上以疗君亲之疾,下以救贫贱之厄,中以保身长全,以养其生"。晋代杨泉在《物理论》中写了《论医》一文,他说:"夫医者,非仁爱之士,不可托也。"唐代名医孙思邈在《备急千金要方·大医精诚》中认为"凡大医治病,务当安神定志,无欲无求,先发大慈恻隐之心,誓愿普救含灵之苦"。南宋《小儿卫生总微论方》指出:"凡为医之道,必先正己,然后正物。"明代医学家龚信在《古今医鉴·明医篇》中认为,医生的首要条件是"心存仁义"。明末清初喻昌在《医门法律》中说,"医,仁术也。仁人君子，必笃于情，笃于情，则视人犹己，问其所苦，自无不到之处"。清代叶桂强调"良医处世，不矜名，不计利，此其立德也"[1]。

古代名医龚廷贤在其《万病回春》一书中，列举了五种不正常的医患关系，特别对将医患关系看成是一种买卖关系和对患者"于富者用心，贫者忽略"不一视同仁的医患关系进行了批评。[2]

从上述文献记载中可以看到，中国古代的医患关系，突出了对医生的道德要求，而对医生所应取得的利益常避而不谈。对病人及家属在医疗实践中的要求也并不看重。比如，古代医生吴楚自己的母亲因劳累过度患严重的"疸症"，吴楚要亲自为母亲治病，但连续用药多日后，母亲的病情并无起色。他的妻子劝他"和高明的医生商酌，不可单靠自家主意"，但吴楚很抗拒这一建议，最后吴楚还是选择独立救治，没有延请其他医者。[3] 这实际上是家长式医患关系的典型表现，在古代医疗实践中不论是对病人的态度还是医治方式，医者都占主动地位，而病人则依赖医者的处置。

但是，在古代一些特殊的环境中，医患关系也会有异常的情形。医者如果是面对封建皇家贵族，那么他就处于"仆人"的地位了。"君饮药臣先尝之"，医者在面对皇亲国戚时，如果能够治愈他们的疾病，则可得到丰厚的赏赐和宠遇；但稍有差池，便可能人头落地，甚至祸连九族。他们之间的医患模式就变成了主从型，有的学者称这种医患关系为"应召式医患关系"。这种医患关系通常是由患者（皇亲国戚）来判断、决定是否接受医者提出的治疗方案。著名医家李念莪（即李中梓，1588—1655）指出，医生面对权贵病患，"茫茫然朝值衙门，退候缙绅，酬应乡党，唯恐一人不悦，则谤端百出，飞祸无穷，所以无日不卑躬屈节，寝食俱废"，形象地描述了处于下位的这类医生的惶恐之态。古代著名医生华佗之死正是这种"应召式医患关系"的典型案例。

第六章第一节

第二节　西方医患关系的病人/医生理论[4]

在西方学术体系中，人们已较多地关注到了医生和病人及其相互之间的关系，并且在这一方面西方医学、社会学中已有不少著名的理论发现。

【思考】病人需要怎样的医生？ 医生又应怎样面对病人？

一、什么是"病人"

1. 帕森斯的病人角色理论
系统提出关于病人角色理论的是美国社会学家塔尔科特·帕森斯（见图6-1）。1951

①②　易学明. 医患之间[M]. 南京：东南大学出版社，2012：23.

③　涂丰恩. 救命——明清中国的医生与病人[M]. 台北：三民书局，2012：109.

④　F. D. 沃林斯基. 健康社会学[M]. 孙牧虹，译. 北京：社会科学文献出版社，1992：168-170，195-196.

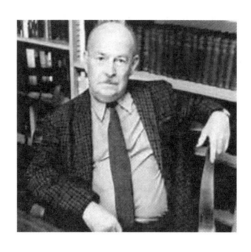

图 6-1 塔尔科特·帕森斯(1902—1979)

年帕森斯第一次提出病人角色概念。他首先认为,健康可以解释为已社会化的个人完成角色和任务的能力处于最适当的状态。而疾病是指个人对希望完成任务和角色的能力的干扰。当个体患病时,为了社会体系的稳定和正常功能,有病的个人必须设法尽可能地恢复到他原来的健康状态。由于有病的个人既不能完成他的预期任务,也不可能扮演他的预期角色,因而他成为妨碍社会体系的人。病人角色被认为是制度化了的一种正常社会角色。病人的职责就是尽早恢复健康,为了达到这一点,他应当寻求来自医生的专业性帮助,并与医生合作。关于病人角色理论,帕森斯给予了专门阐述。

帕森斯认为,所有病患行为都是一种制度化的角色行为,病患行为是由于个体没有能力完成他的社会角色和任务,所以患者应当被送往医疗机构以使他们能恢复到最初的健康状态。人们可预期,一旦个体患病,他会经常出现一些特定的行为表现,或者说他将扮演一种特定的、为人们所预料得到的社会角色,这个角色就是病人角色。

帕森斯的病人角色理论包括以下四个基本方面:①个体对他的健康状况不负有责任;②患病个体免于承担日常任务和角色义务;③认识到患病是不符合社会需要的,并想要恢复健康;④负有寻求胜任帮助的义务。[①]

另一位社会学家麦肯尼克提出,应将疾病视为个人对疾病的应对反应。他认为疾病行为和病人角色的假设,在很大程度上是个人和与他相作用的人之间的协商过程。在协商与评价中,有 10 个因素是重要的,它们分别是:①症状的明显性;②察觉到症状的严重性;③症状造成家庭、工作和其他社会活动混乱的程度;④症状出现的频率、持续性和反复的频率;⑤人们对这些异常体质和症状的容忍限度;⑥情报的可得性、知识基础以及评价者的文化认识水平;⑦导致主观心理过程的各种持久的需要;⑧与疾病反应竞争的其他需要;⑨一旦症状被发现,可能对症状做出相应解释;⑩治疗方法的可得性。[②]但是麦肯尼克忽略了一些人从未察觉他们有病,有些人也从不接受病人角色的情形。对此,萨奇曼提出了寻求帮助行为的 5 阶段模式,它们是:①症状体验阶段;②病人角色的接受阶段;③接触医学治疗阶段;④成为依赖性病人的阶段;⑤恢复或康复阶段。萨奇曼还认为,这 5 阶段并不一定出现在每一个病例之中,有些人可能最终也不会接受治疗,而另一些人即使在他们恢复健康之后,也永远不会放弃病人角色。[①]

　　同样在帕森斯的理论中,医生角色也非常鲜明。他认为医生起着控制社会力量的作用,医生的职责就是要使有病的个人恢复到健康和能够充分发挥作用的状态。医生应该保持专业姿态和举止,这体现在 4 个特定的方面:①技术的专门性;②感情的专门性;③普遍性;④职能的专门性。病人与医生相遇时产生的双重关系虽然是相互期望的,但不是平等的。在这种双重关系中,医生在权力分配中具有明显的优势。帕森斯认为,这种不对称的关系在任何治疗中都是必需的,因为医生承担着使病人恢复正常机能的责任。为了达到恢复健康的目的,医生必须控制和病人的交往,保证病人遵照医嘱循序渐进地治疗。医生的有利地位取决于在病人—医生关系中交织在一起的三个支点:医生的专业威信、医生的职业权威、病人的处境所造成的依赖性。在这种情形下,形成了病人—医生关系的 4 个特点:①支持:医生为病人提供医疗支持;②宽容:在病人—医生关系中,病人被允许有某种方式的举止,而这些举止在正常情况下是不被允许的;③巧妙地利用奖励:为了在获得病人的服从时提供另外的支持,医生有能力建立并巧妙地利用一种奖励结构;④拒绝互惠:尽管给病人以支持,并且比较宽容偏离常规的行为,但医生通常在人际交往时保持一定的距离,保持关系的不对称性。总之,帕森斯认为,病人—医生关系是两个社会行动者的交往,每一个行动者都可以根据与两个社会角色有关联的内在化的期待和义务预测另一行动者的行为。

　　2. 麦肯尼克的寻求帮助理论

　　麦肯尼克的寻求帮助理论强调两个因素:①个人对周围环境的感受或定义;②个人应付环境的能力。麦肯尼克认为,"疾病"行为是"任何能引起或可能有助于引起个人去关心他自己的症状和寻求帮助的健康状况的有关行为。他的寻求帮助理论强调了个人在找到卫生保健提供者之前发生的行为过程"。麦肯尼克开始把帕森斯对疾病行为的分析,扩大到所有患病的人,而不只是最终去找医生的那一部分人。

　　麦肯尼克提出了 10 个决定疾病行为的因素:

　　(1)异常征兆和症状的可见性、可认识性和可感知的特点;

　　(2)被察觉症状的严重程度;

　　(3)这些症状干扰家庭、工作和其他社会活动的程度;

　　(4)异常征兆和症状出现的频率,它们的持久性和复发率;

　　(5)那些看到和评价异常征兆和症状的人的忍耐程度;

　　(6)病人所掌握的信息、知识和文化假设及理解;

　　(7)导致拒绝的基本需求;

　　(8)与疾病反应相匹敌的需要;

　　(9)对一旦得到承认的症状可能做出的各种矛盾的解释;

　　(10)可以获得的治疗,身体的近况,在采取行动时所付出的心理和金钱的代价。

---

　　①　[美]F. D. 沃林斯基. 健康传播学. 孙牧虹,等译. 北京:社会科学文献出版社,1992:200-202.

二、病人—医生关系理论

1. 萨斯—霍伦德理论的病人—医生模式

通过对帕森斯理论的扩展,萨斯和霍伦德认为,病人—医生关系的性质直接与病人去看医生时的生理症状有关,在症状严重时,可以用帕森斯的不对称模式,但是在不严重时,则需要用另一种模式。作为医生的萨斯和霍伦德根据症状的严重程度提出了病人—医生的三种模式:①主动—被动模式:医生主动,病人被动,主要是在危重病人中,体现了医生在危急情况下单方面的行动、权力和决定。②指导合作模式:这种是病人并没有危重的病症,病人看医生主要是请医生提供必要照顾和指导,并依照医生的指导进行合作。③互相参与模式:这是为处理慢性病病人设计的,在这种情况下,病人主要扮演主动角色,定期去看医生,医生则是"帮助病人自助"。这种病人—医生关系模式要求病人有相当熟练的技巧,所以只适用于成熟的、有知识的个人。同时"互相参与模式"也适用于病人看医生是为了预防疾病,病人通过定期去看医生进行预防保健,就像慢性病人循序渐进地进行治疗一样。

2. 海斯—鲍蒂斯塔的改变治疗方案模式

海斯—鲍蒂斯塔发展出了一种在病人—医生关系之间改变治疗方案的社会过程的理论模式。他是基于病人的感觉,而不是基于情况的客观现实。改变治疗方案的过程是指在病人感到治疗方案不适当后,需要改变治疗方案。因此,海斯—鲍蒂斯塔认为,病人可以采取说服策略和反对策略等来和医生沟通,达到改变治疗方案的目的。

说服策略:目的是要医生注意这样的事实,病人感到治疗方案不适当,希望采取其他治疗方案,病人希望这样做会让医生改变治疗方案,使之更接近他认为适当的治疗方案。有5种说服策略:"要求"(直截了当)、"威胁"(不再接受该医生的治疗)、"开诚布公地说"(医生制定的治疗方案未取得应有的成效)、"建议"(一种更得体、不太直接的策略,病人试图通过建议另加治疗方法以改变治疗方案)、"诱导性提问"。这种策略被用于引导医生想到病人感到治疗方案不适当。选择这五种策略中的哪一种,取决于病人对治疗方案感到不适当的严重程度,当病人感到严重不适当时,就会选择比较直接的策略;当感到不适当的程度不太严重时,就选择不太直接的策略。当病人感到治疗方案没有得到适当的修改时,说服策略就有可能会升级。

反对策略:那些感到治疗方案不适当的病人会利用反对策略。因为他们认为应该增加或减少某些"内容"。在利用反对策略之前,病人通常感到医生不能或不愿改变治疗方案。尽管不一定需要先利用说服策略,但说服策略通常被作为反对策略的前奏。反对策略也有:简单增加(病人感到治疗方案不够,病人会提出简单增加药量);当病人感到规定的治疗方案过分无力,而且他认为可以通过增加用药来填补空白,即可纠正时,所用的反对策略就是额外增加。当病人感到制定的治疗方案有点过分时,可以利用减少用药量的反对策略。"简单减少"和"等量减少"也是反对策略的两种策略。病人采取反对策略,是由于感到说服策略已经不起作用或其单方面获得可接受的治疗方案。

对于医生,假如看出病人有修改治疗方案的企图,医生们可以从他们的优势地位发出这些策略:①知识压倒(医学威胁)策略:医生告诫病人不服从治疗方案会给健康带来不利后果；②"开诚布公"和"私人感情"策略：这两种策略通常是对治疗方案讨价还价的前奏。"开诚布公"策略是医生再次重申治疗方案是正确的，但对特殊的病例来说，可能治疗的过程要比预期的时间长一些；"私人感情"策略是在私人交情的基础上要求病人服从。如果医生察觉到病人仍然企图修改治疗方案，那么双方进一步讨价还价或协商，修订治疗方案，以便产生满意的结果。

讨价还价可能会导致四种结果：①病人和医生都满意，病人—医生关系得到维系。②病人不满意，医生满意，病人—医生关系紧张，病人有可能单方面终止病人—医生关系。③病人满意，医生不满意，医生—病人关系也会紧张，医生可能单方面终止病人—医生关系。④病人、医生都不满意，可能导致双方都愿意结束这种病人—医生关系。

讨价还价的过程可能先是病人不稳定地服从或不服从"说服"策略（反对策略），医生可能察觉或可能没有察觉，双方可以通过协商重新确定情况，最终出现上述 4 种关系。

这一理论的价值在于使我们大大地增加了对病人不服从和医生控制过程的了解。这一点特别重要。因为病人—医生关系在 20 世纪 80 年代逐步趋于对称，在这个意义上，这种模式通过提出和说明在治疗过程中进行协商的可能性，可以使帕森斯关于病人—医生的系统论述现代化。它的局限在于，以病人感觉为主，没有或忽略了医生的感觉，缺少了如何将两者的感觉协调起来的理论关注。

外科风云

三、四种最新的经验研究

1. 斯图尔特和巴克关于医生对病人的了解与反应的研究

由于健康的定义在继续扩大，包括了更多非生理的方面，所以我们希望医生能更好地了解和看出病人的所有健康问题，包括社会心理方面的问题。医生真正了解病人的什么问题？他们对这些问题作出什么反应？斯图尔特和巴克提出了三个方面的问题：医生对病人问题的了解程度和联系；医生对病人的问题的反应程度和联系；医生对病人问题的了解和反应之间的联系。

医生对病人问题的了解。他们主要集中在五个特殊领域分析医生对病人问题的了解：痛苦、不舒服、忧虑、日常生活失调和社会问题。通过调查发现，尽管医生非常了解病人的痛苦、不舒服、忧虑和日常生活失调，但是他们不太了解病人的社会问题。斯图巴特和巴克发现，除了社会问题，医生对病人的问题了解一般都较多，而且互相关联。医生对病人社会问题了解少，而且与对病人其他问题的了解无关。

医生对病人问题的反应。斯图尔特和巴克发现，医生对病人抱怨不舒服的反应非常充分，但对病人的忧虑、日常生活失调或社会问题的反应则不然。而且，医生对病人各方面的问题的反应互不关联。实际上，除了对病人的不舒服，医生对病人的其他问题的反应都不充分。与预期相反，医生反应最差的方面不是病人的社会问题，而是他们的日常生活失调。因此，虽然对病人的社会问题的了解得不多，但一旦问题被发现，医生对这方面问题的反应也只会像对病人的忧虑和日常生活失调的反应一样。同时，通过把对一个问题的了解和反应联系起来分析，他们发现不舒服、忧虑、日常生活失调和社会问题之间有着重要但有限的关系,即当医生觉察到病人的问题后,他都做出反应,而不考虑问题的特殊性质。因此,表明医生对病人的问题很不敏感,甚至在已经察觉到这些问题时也是如此。

病人—医生关系研究具有重要意义,这项研究表明,医生并不十分了解病人的社会问题,甚至在了解病人的社会问题或其他问题后,医生也不作出充分的反应。由于我们的健康定义中增加了社会和心理因素,但医生似乎越来越不关心病人的非医学问题,这无疑会降低医生的效率,同时也会因此使治疗过程中的协商性变得十分有限,进而增加了病人结束现有的病人—医生关系而另寻医生的可能。

2. 豪格和拉文对医疗方面保护消费者利益主义的研究

豪格和拉文主要讨论了病人和医生之间的权力关系,他们特别考察了医疗方面的保护消费者利益主义态度和有代表性的行为。这一研究的意义是,揭示了病人—医生交往的四种可能性。当持保护消费者利益主义观点的病人去看一位愿意对情况负责的医生时,结果可能是发生冲突,病人很可能去看另一位医生;当持保护消费者利益主义观点的病人去看一位迁就病人的医生时,很可能发生讨价还价之类的事情,结果是很可能进一步发展彼此信任的关系。当依赖医生的病人去看一位喜欢控制情况的医生时,控制者和被控制者之间很可能出现愉快而和谐的关系。当依赖医生的病人去看一位迁就病人的医生时,病人可能会去寻找另一位比较负责的医生,或者能迁就的医生可能采取比较"负责"的态度。

3. 韦斯特关于医生—病人交流的研究

她认为假如像帕森斯所说的那样,交流以对称关系为基础,而医生—病人关系基本上是不对称的,那么医生和病人之间的交流从理论上说是不可能的。韦斯特主要通过记录医生和患者的对话交流过程,比如一方打断另一方讲话的次数、谁先提出问题和谁回答问题、谁误解了谁以及引起笑声等来研究医患关系。结果发现,男医生打断病人讲话的次数比病人打断他讲话的次数多一倍,黑人患者的话比白人患者更可能被打断。这些发现都证实了帕森斯所描绘的不对称关系。但当交谈涉及女医生时,情况则相反,病人打断女医生的讲话比女医生打断病人的讲话更经常。因此,当医生是男性时,就会出现医生占优势的传统关系;假如医生是女性时,则不会发生这种情况。在分析谁更直截了当地提问和谁回答问题后,进一步发现了病人—医生关系不对称的证据。研究者发现,医生最可能提问,而病人最大可能是回答医生的提问。此外,当病人向他们的医生提问时,病人都是磕磕巴巴的,表明其对更有权力的社会行动者的敬畏。

韦斯特的病人—医生关系研究一方面发现了病人—医生关系的不对称性的证据,另一方面表明,对女医生来说不存在不对称性,有条件地相关提问表现出谈话双方权力分配的对称性。医生和病人交谈用正式称呼是例外,而不是普遍问题。韦斯特的研究侧重微观层面,因此,她的结论是,病人—医生关系包含着大量的对称性和不对称性。也就说,帕森斯关于病人和病人交往的理论性描述过于简单化了,医生并不是总是支配病人,尽管医生在交往的某些方面确实占了上风。因此,认为医生万能、病人无能这种成见是把现实简单化了。

4. 对联盟形成的分析

对联盟形成的分析代表了从研究病人—医生两者关系到研究三人关系的重要转变。

研究者发现了第三者(亲属)对病人—医生关系的影响,亲属经常扮演解释者、协商者和照顾者的角色。在扮演这些角色的过程中,形成了许多联盟形式,三人中的两人采取共同的策略来影响第三人。①

以上是国外社会学中关于对"医生—病人"关系的理论观点,可以作为我们观察现实中医患关系的一个理性参照。虽然,互联网时代对医患双方在信息接收与交流反馈等方式上会产生许多改变,但上述理论模式在当今的医患互动中仍然有借鉴意义。

第六章第二节

电影视频
《科学风云》
第二集片段

第三节　中国当代医患冲突的表现与原因

【事件回放】

2018年2月23日,回家过年的53岁谢女士被女儿范小姐带到某市人民医院体检。经腹部B超检查,发现"盆腔内见大小约6.4cm×5.4cm混合性回声块影,边界较清,由无回声及团絮状中强回声组成"。范小姐向《成都商报》记者提供的市人民医院妇产科"术前讨论记录"显示:盆腔内混合性回声块影(畸胎瘤待排),建议手术治疗,故门诊以"畸胎瘤"收入妇产科治疗。讨论后的意见为:"盆腔包块>5cm,性质及来源不明,有手术指征。"而患者病历则显示:鉴别诊断为卵巢肿瘤,良性可能较大,不排除恶性肿瘤,需进一步手术,术后病检鉴别。两天后的26日晚20时左右,谢女士被推进手术室,范小姐等家属在手术室门口等待。"大约两个小时,我们以为手术应该可以结束时,医生出来告诉我们没找到肿瘤,但子宫有些偏大,问是否需要切除。"

4月17日,医患双方在市医疗纠纷人民调解委员会进行了调解。患方提供的调解记录显示,市医疗纠纷人民调解委员会组织医学专家对医院在诊疗过程中是否存在过错责任等问题进行了合议评估,最后"建议医院承担全责"。院方经研究后决定赔偿患者误工费、护理费、住院伙食费、精神抚慰费等共计5830元,另退还交纳的医疗费3182元。

【事件回放】

2013年10月25日,温岭市第一人民医院发生一起患者刺伤医生惨案,3名医生在门诊为病人看病时被一名男子捅伤,其中耳鼻咽喉科主任医师王云杰因抢救无效死亡。据统计,2016年全国共发生典型伤医案例42起,导致60名医务人员受伤或死亡。

---

① [美]F.D.沃林斯基.健康社会学[M].孙牧虹,译.北京:社会科学文献出版社,1992:238-276。本节内容的主要观点均参考该书第七章"病人—医生关系"。

【思考】医患冲突事件背后的原因是什么？为什么中国目前的医患关系中会有那么多"不和谐"？

一、中国医患关系现状

在当下中国社会的医患关系中,医疗系统的问题被集中映射在医患关系上。患者普遍存在对医生的不信任感,导致医患冲突不断升级。伤医、杀医等极端恶性冲突事件屡屡发生,医院工作人员也产生不安全感,这些恶性循环会扩大医生和患者两大群体间的鸿沟。

2010 年,由卫生部统计信息中心编写的《中国医患关系调查研究》对当时医患关系状况的判断为,患者总体对医护人员和医院表示满意。但是医患之间矛盾激化,医患关系日趋紧张,是当前医疗卫生服务中的突出问题。其主要表现是:患者对医院满意度大大降低,医患双方信任度低;医疗纠纷迅速增加,医院疲于应付,经济损失巨大;医疗纠纷发生时,患者及家属往往采取极端行为,酿成财产损失甚至生命惨剧。[①]

二、医患冲突的表现形式

1. 患者对医者的不信任

2016 年 1 月 14 日,北医三院产妇杨某经抢救无效死亡,其所在单位中科院理化技术研究所向北医三院发公函,要求医院对杨女士离世的原因"作出公正、透明、翔实的调查,给出一份真实、完整的结论"。应该说,通过公函的形式要求医院对患者的死亡作出客观结论是不妥的。但是透过这份公函,人们看到的是一种深层次的焦虑,那就是在医学专业壁垒较高、医患信息严重不对称的前提下,患者对于医院怀有强烈的不信任感,以致要求助于公函来获得一个可信的结论。

2. 患者对医者的言语辱骂

2015 年 5 月,中国医师协会发布《中国医师执业状况白皮书》指出,2014 年调研结果显示,59.79％的医务人员受到过语言暴力,13.07％的医务人员受到过身体上的伤害,仅有 27.14％的医务人员未遭遇过暴力事件。[②] 而据 2016 年医米调研数据,77％的医生在工作中被患者或患者家属骂过,男医生被骂的比例高达 81％。

3. 患者对医者的肢体伤害

据 2016 年医米调研数据,15％的医生在工作中被患者或患者家属打过,男医生被打过的比例高达 26％。

4. 医闹、暴力伤医等恶性事件发生

对 2000—2015 年 16 年间媒体报道的 290 例暴力伤医事件的大数据统计分析表明,暴力伤医事件总体呈上升趋势,其中 2005 年和 2013 年分别呈现两个爆发性增长高峰,2005 年发生 27 例,占总数的 9.3％,2013 年发生 59 例,占总数的 20.3％。2014 年、2015

---

① 卫生部统计信息中心.中国医患关系调查研究[M].北京:中国协和医科大学出版社,2010:185.
② 中国医师执业状况白皮书:中国医师协会.http://www.cmda.net/zlwqgzdt/596.jhtml,2015-05-28.

年的暴力伤医事件较 2013 年有所减少,出现缓和趋势。就暴力致医生死亡的案例而言,一共有 27 例,各年数量相当,均在 4 例以下,无明显增长趋势。最新的医患关系调查数据显示,89% 的医生目睹或经历过医闹。

三、中国医患冲突产生的原因

在最近的中国医患关系调查中,医生眼中医患关系紧张的最大责任方是医疗体系。2010 年的《中国医患关系调查报告》指出,看病难、看病贵的根本原因是医疗资源的紧张,是国家对医疗资源投入的不足。对我国卫生总费用中政府、个人和社会负担比例趋势的研究发现,自改革开放以来,政府的负担比例从 1982 年的 39% 下降到 2004 年的 17%,而个人负担的比重不断上升。2007 年全国卫生总费用占 GDP 比重为 4.81%,明显低于发达国家,由此带来一系列问题。综合现有研究,中国医患关系状况,持别是 2013 年之前的医患关系状况形成的原因主要来自以下几个方面:

(1)国家对公立医院投入不足,导致医院不得不追求经济效益,"以药养医",进而导致看病贵。

(2)公立医院医生的劳动价值没有通过正常途径给予承认。医生转而寻求灰色收入,助长了"红包""回扣"现象。

(3)医疗保障制度不健全。没有全面覆盖的医疗保障制度,导致患者对费用不满意,是医患冲突的重要原因。

(4)媒体和社会舆论的污名化。媒体通过大量对医疗纠纷、医患矛盾等负面事件的片面报道给医生贴上了唯利是图、职业道德缺失等标签,将医患冲突夸大为医患关系的主要方面。大多数民众并没有医患纠纷的经历,但媒体的片面报道,容易将"医生"妖魔化。

(5)医学教育模式的缺陷。不少医务人员没有实现医学模式观念的转变,仍然以生物医学模式看待患者,对人文医学、社会科学和行为科学知识了解不够,缺乏与患者有效沟通的技能,法律意识淡薄。

四、医患关系的改善举措

(1)推动政府和医生、患者间的第三方部门建设,使第三方部门真正发挥对医院和医生的监督与管理职能,以承担医学行业规范建设、医生权利保护以及医疗纠纷处理等方面的主体作用,同时可建立患者自助组织。

(2)政府加大对医疗卫生的投入。建立全民医疗保障体系,实现城乡医疗保障制度的无缝对接,加大对公立医院的投入,确保医务人员服务的合理回报。

(3)建立完善的医疗责任保险制度。明确规定医患双方的权利和义务,通过医疗机构和保险公司共同建立解决医疗纠纷的机制,实现医生职业风险的社会化。

第六章第三节

(4)对医生进行"以患者为中心"医疗理念的教育和培训,促进诊疗过程中患者体验的满意度的提升。

（5）适当减少医务工作者的各种压力,提高医护人员的收入和待遇,保障其人身安全和合法权益。

（6）对患者进行教育与培训,使患者明确自身的权利与义务,充分尊重医生,以适当的方式与医生进行交流与沟通。[①]

第四节　医患关系的健康传播策略

【事件回放】

2014年8月27日下午,一名母亲带着刚刚骨折的5岁女儿奔到某大学附属儿科医院骨科门诊,在没有挂号且诊室里还有其他患儿在就诊的情况下,患儿母亲急迫地要求医生先给自己的孩子看病。当时在诊室的医生请她先出去挂号,在劝说过程中发生了肢体接触,患儿母亲随即抓伤了医生的脸。医生当着赶来的警察的面,要求患儿家长支付验伤费用并当面道歉,但被患儿母亲拒绝。事后,该医院骨科主任在自己的微信朋友圈发布"拒诊"声明:"我的科室将不再为该女子的孩子提供继续治疗,直到此事得到合理、公正和满意的解决。"

【思考】你如何看待这一事件? 回归到健康的医患关系,我们应该做点什么?

一、医患关系传播的误区

近20年来,我国医患关系不断恶化,医疗纠纷、医疗诉讼与医疗暴力事件都呈现出不断上升趋势。2014年调研结果显示,59.79%的医务人员受到过语言暴力,13.07%的医务人员受到过身体的伤害。[②]造成中国医患关系现状的原因是多方面的,既有宏观上政府层面医疗资源配置的不合理,也有微观上患者信息不对称、医患沟通不充分等问题,而对医患关系不正确的传播也是国内医患关系缺少良性发展的重要原因。医患关系传播的误区主要体现在以下几个方面:

1. 对和谐医患关系的重要性传播不够

目前,大众传播媒体、医疗卫生机构缺少对建构良好医患关系的重要性进行有效的传播,特别是以患者角度建构良好医患关系的重要性缺少传播,对良好医患关系的社会功能缺少以患者角度的价值引领,因而导致患者尚未真正理解医患关系,理解医生职业,动辄不满,言语与行为暴力伤医事件频发。

2. 对患者和医生各自的权利与义务缺少传播

在以往的医患关系传播中,对医生与患者各自的角色与社会功能缺少明晰的界定,特别是对患者角色的定位不明确。而对医患双方的权利与义务的传播亦不完整,医生的义务与患者的权利传播得多,而对医生的权利、患者的义务传播得少。因此在现阶段的医患

① 卫生部统计信息中心.中国医患关系调查研究[M].北京:中国协和医科大学出版社,2010:189-190.
② 王岳,丛亚丽.2015—2016中国医患关系蓝皮书[M].北京:北京大学医学出版社,2017:170.

关系中,患者强势,医生弱势,患者缺少主动提升医学素养和健康素养的意识。

3. 在医患关系的传播中,缺少医学有限性的传播

虽然当代医学不论在诊断还是在治疗方面都有了突飞猛进的进步,但不可否认的是,仍然有许多疾病是目前医学无法治愈的,许多健康问题是当下医学无法解决的。而在以往的医患关系传播中,缺少对医学治疗有限性进行传播,导致患者不顾疾病的类型和程度,都对医疗技术抱有过高的期望,一旦与预期不符,便归咎于医生医技,迁怒于医生,伤及医患关系。

4. 媒体对医患关系的传播较为偏颇

近20年来,一些大众传播媒介由于缺少必要的医学素养,同时又为了博取公众的关注度,对相关的医疗纠纷事件和案件,在未进行深度调查、搞清事实真相的前提下,匆忙报道,导致出现了大量失实的医患纠纷报道。最著名的莫过于某著名报纸报道的产妇缝肛门案事件,以及另一媒体报道的"湖南一产妇死在手术台,主治医生护士全体失踪",事后证明都是假新闻。在这些误报的新闻中,医护人员均被呈现为"不负责任""利欲熏心""缺少人道精神"的负面形象,这样的报道实质上对恶化的医患关系起到了推波助澜的作用。近两年来,随着移动互联网技术的发达,大众传播媒介对医患关系的报道渐渐趋于客观、真实,对良好医患关系的建构发挥着正向价值引领的作用。但是,不容忽视的是,媒体在报道医患关系时也出现了矫枉过正的倾向。比如,之前,大众传播媒体上的医生多为"利欲熏心""没有责任心"的人,而现在大众传播媒体上医生多是"全才"或"超人",不仅看病,还要照顾病患生活,甚至带病连续工作,积劳成疾,献出生命。试问这样的医生形象"客观"吗?一个医生连自己的健康都没有管理好,连自己的生命都不珍惜,他又如何珍惜他人的生命?因此,媒体在医患关系的报道中应避免走向另一个极端——制造虚假英雄。

二、医患关系健康传播的方法与策略

目前,人们对医患关系的研究热点主要集中在以下五个方面:①从心理学角度进行医患关系研究;②从伦理学角度进行医患关系研究;③从弱势群体角度进行医患关系研究;④从姑息治疗的癌症患者角度进行医患关系研究;⑤从公共卫生预防保健角度进行医患关系研究。[①] 而从健康传播角度进行医患关系研究的仍然比较少。

传统医患关系由于医患双方信息不对等、沟通渠道不畅以及沟通技巧差异等问题,建立健康的医患关系面临多重障碍。随着移动互联网技术的发展,医患沟通的平台进一步丰富和多样化,沟通方式也变得更加多元。例如,在移动互联网技术下,健康的医患关系既可以通过医院进行组织传播,也可以通过大众传播媒介借助框架效应与议程设置效应来建构健康的医患关系,还可以通过医生个人的微信公众号等自媒体形式对医患关系进行健康传播。以下将分别介绍上述三种医患关系传播方式的特点。

1. 医院以开通官方微博和微信公众号进行医患关系传播

医院以新媒体为传播平台,通过医院官方微博、医院微信公众号进行健康的医患关系

① 丛亚丽,张大庆.2013—2014中国医患关系蓝皮书[M].北京:北京大学医学出版社,2015:19.

传播。医方的微博和微信公众号,除了发布新闻信息、向大众普及健康知识外,还可以用此微博和微信公众号与患者进行互动,解释患者疑问;同时还可以为医院进行危机公关和舆论监督。例如,深圳市儿童医院在2011年"八毛门"事件曝光后,备受社会压力,医院立刻注册了深圳市儿童医院官方微博,设专人负责官方微博的信息发布,阐明事件真相,事后证明是患者误解了医院,患者还给深圳市儿童医院写了道歉信。① 现在许多医院,特别是三甲医院都开设了医院的微信公众号,便于与患者沟通、传播医院信息,患者通过医院微信公众号或微博可以预约挂号、自选专家级医生、了解需要的诊疗科室信息和医院的相关政策,丰富了患者对医院的了解,提高了患者诊疗的便捷程度。医院开通官方微博和微信公众号,通过组织传播的方式进行以患者为中心的信息传播,传播了权威信息,满足了患者的求医信息需求,平衡了医患信息不对称的差距;也可避免小道消息和谣言的生成和扩散;提升了患者的知情权,相应地提升了患者对医院的满意度,在宏观上促进了健康医患关系的成长。

2. 大众传播媒介健康医患关系的传播

大众传播媒介在建构健康的医患关系上承担着重要的社会责任。医患关系的媒介传播往往可以基于框架效应理论或议程设置理论来进行健康医患关系的传播。

恩特曼将框架定义为:"从可知的现实中选择一些要素,并且组织一种强调这些要素的叙事以促成某种特别的理解的过程。""框架"通过加强特定的价值观、事实和其他关注点来影响人们的观点。他指出,框架不仅包含了选择与凸显,而且媒介框架还具有"问题定义、因果解释、道义评估以及处理方法"等功能。② 大众传播媒介的框架效应可以表现为在一定时期内围绕某个议题进行连续报道,进而形成对这个议题的明显的价值评判。

例如,2017年《现代金报》联合宁波市卫计委推出了"医者仁心·好故事"系列报道活动,连续向全市市民推出"好医生、好护士"的故事。自2017年4月5日至2017年5月10日,《现代金报》共收到市民推荐和讲述的"好故事"200余篇,每一篇都是市民们讲述自己与医生的故事,其中的40多篇登诸报端。这40多篇有关医生的报道,讲述的故事没有惊天动地的大事,也不直接涉及医术诊疗的专业领域,大多是医生们日常诊疗过程中所做的小事、平常事甚至是琐碎事,比如"她手术后怕冷,医生为她准备了一条毛毯""他对手术没信心,医生不厌其烦地鼓励他""有位女医生平时'超爱管闲事':患者没吃饭,她帮忙点外卖,患者没钱买药,她自掏腰包""张医生术后主动加微信,帮失声老人重拾信心""7年前,医生为她垫付了15元钱,让她一直心存感激"等,正如主办方在征集故事时所刊登的广告语:"不一定要轰轰烈烈,不一定要独树一帜,只要发生在你身边,一个暖心细节或记忆中的感动都可以",登报的"医者仁心·好故事"的特点体现为:小事、细碎事、平常事。

《现代金报》基于其大众传播媒介的特征,通过设置"医者仁心·好故事"这样的议题框架,较好地重塑了在被扭曲的医患关系中受到污名的医生群体形象。"医者仁心"的媒介报道确定了以"富有同情心、爱心,竭力帮助病患的医生是一种常态"为框架的主题,框架的内容由"医生为患者做了什么"和"患者为医生做了什么"两部分构成,并建立起一种

---

① 丛亚丽,张大庆.2013—2014中国医患关系蓝皮书[M].北京:北京大学医学出版社,2015:26.
② 杜骏飞.框架效应[J].新闻与传播研究,2017(7):116.

新型的医患互动模式,即医患平等,相互理解与关心,医患间相互传递着理解的同情,阐释着同情的理解,这样的媒介报道策略建构了医患互信的沟通模式,突出了健康的医患关系的特点。

另外,大众传播媒介还可通过议程设置,例如可以在一段时期内连续对医患关系的问题进行报道和讨论,呈现健康医患关系的内涵,改变患者、公众对医患关系不正确的认识和观念,促进健康医患关系的形成。

3. 医生通过个人微信公众号等自媒体形式促进健康的医患关系

许多善于接受新事物且富有同情心和责任心的医生纷纷采用移动媒体技术为患者提供更好的服务和进行医学知识科普。

陈宁刚是宁波市中医院的皮肤科主任医生,由于他治疗皮肤病有独特的方法,且疗效不错,所以很受当地患者的喜爱,常常是"一号难求"。近年来他开设了微信公众号"中医皮肤科陈宁刚医生"。在他的微信公众号中,他会经常推送如"重度痤疮的治疗体会""专家教你面部皮炎的护理""慢性唇炎的注意事项"等科普性文章,也会及时发布一些个性化、具有个人情感的信息,如"停诊通知"、"拜年啦"、"春节放假通知",以及作者参加一些医学学术研讨会的信息。在他的微信公众号中他设置了三个大的内容板块,分别为:中医皮肤、注意事项、美容护肤。"中医皮肤"包括中医理论、中医治疗、门诊预约。"注意事项"包括外用注意事项、内服注意事项、美容治疗注意事项、常见病注意事项。"美容护肤"包括医学护肤品、水光针治疗、光子嫩肤治疗、纳米微针等。

医生通过自媒体平台,直接与患者沟通信息,可以在一定程度上弥补门诊时间短、交流不充分的缺陷。同时,医生通过微信公众号这一自媒体形式向患者传播了更多与其疾病相关的医学知识,提高了患者对疾病的了解度,也丰富了患者对疾病治疗的相关知识,这样的由专业医生主导的健康传播可以提高患者知信行的能力,减少患者信息不对称的弊端,为患者健康赋权,医患关系将得到进一步融洽。医生开设微信公众号需要耗费医生大量的时间和精力,这对一个本职工作繁忙甚至超负荷工作的医生来说是十分不易。

4. 社区开办专题讲座,介绍医生工作特点和医学的有限性

健康的医患关系需要得到全社会的重视。社区是进行良性医患关系传播的重要场所。社区健康医患关系的传播重点主要在两个方面,第一,对社区居民介绍医生工作的特点,以及医院就医流程,增加居民对医学工作的认识和了解,对医生职业生涯的认识和了解,帮助居民建立及提高对医生的信任度。第二,向社区居民传播现代医学的有限性,降低居民对患病后就医抱持过高的医疗期待,要知道,现代医学不能治愈所有的疾病,医生也不是万能的"救死扶伤"者。特鲁多医生的名言:"偶尔治愈,常常关心,总是安慰",应当作为社区健康医患关系的传播重点,以此促进大众对医生群体的信任与支持,促进医患关系的良性发展。

除此之外,医生应积极提高与患者的沟通技巧,尊重患者,特别是在慢性病的治疗过程中,要转变观念,由原来的医生主导转变为医生与患者共同参与的协商模式。

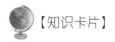【知识卡片】

媒介框架传播策略

恩特曼在《架构偏见：权力支配下的媒体》一文中将框架定义为："从可知的现实中选择一些要素，并且组织一种强调这些要素的叙事以促进某种特别的理解的过程。成熟的框架典型地表现出四种作用：问题界定、原因分析、道德判断及补救推进。"恩特曼认为，"框架"通过加强特定的价值观、事实和其他关注点来影响人们的观点。他指出，框架不仅包含了选择与凸显，而且媒介框架还具有"问题定义、因果解释、道义评估及处理方法"等功能。吉特林认为，媒介进行"框架"，就是进行选择、强调和排除。卡普勒和詹姆斯也提出："新闻框架就是新闻报道中修辞和写作风格的选择，这种选择能改变读者对选题的理解。"坦克德说："框架是新闻的中心思想。"美国学者甘斯也指出："媒体框架是认识、阐释、陈述的一种持久稳固的方式，也是挑战、强调和剔除的依据。通过框架、符号，操作者只需例行公事地组织符号，无论是语言还是视觉。"总之，记者借助框架生产新闻，专家使用框架普及知识，政府借助框架定义政策并采取行动，大众则借助框架理解事务。框架是一种动态变化的、互动协调的、不断被建构的过程。同一社会议题在不同的媒介框架下，人们对它的认知和评价也许就会完全不同。

在我国当代，医患关系的媒介报道历经了不同的媒介框架，媒介报道的实践证明，不论是中华人民共和国成立初期的医生形象"神秘框架"，还是改革开放后特别是医疗体制改革期间的"揭丑框架"，都不利于良性医患关系的社会建构。只有着眼于客观、互动、平衡的医患报道框架才能真实再现医生职业群体的工作现状，才能使医患关系回归社会正常状态，并促成其良性发展。

本章推荐阅读书目

1.［美］F. D. 沃林斯基. 健康社会学［M］. 孙牧虹，译. 北京：社会科学文献出版社，1992.

2.［美］彼得·于贝尔. 生命的关键决定：从医生做主到患者赋权［M］. 张琼懿，译. 北京：生活·读书·新知三联书店，2017.

本章参考文献

1. 王岳，丛亚丽. 2015—2016 中国医患关系蓝皮书［M］. 北京：北京大学医学出版社，2017.

2. 丛亚丽，张大庆. 2013—2014 中国医患关系蓝皮书［M］. 北京：北京大学医学出版社，2015.

3. 张巍巍，李春英. 全球医患关系研究现状分析［J］. 中国医学人文，2015.

4. 易学明. 医患之间[M]. 南京:东南大学出版社,2012.

5. 涂丰恩. 救命——明清中国的医生与病人[M]. 台北:三民书局,2012.

6. 张自力. 论我国古代的健康传播[J]. 新闻与传播研究,2011(2).

7. 卫生部统计信息中心. 中国医患关系调查研究[M]. 北京:中国协和医科大学出版社,2010.

8. [美] F. D. 沃林斯基. 健康社会学[M]. 孙牧虹,译. 北京:社会科学文献出版社,1992.

9. 杜骏飞. 框架效应[J]. 新闻与传播研究,2017(7).

10. 齐惠颖. 基于医院微博的医患沟通分析研究[M]// 丛亚丽,张大庆. 2014—2014中国医患关系蓝皮书[M]. 北京:北京大学医学出版社,2015.

本章习题

第七章　饮食与健康传播

 学习目标

　　通过本章学习,掌握食物营养成分对健康的意义;树立正确的饮食观;了解转基因食品的准确概念,树立对转基因食品的正确认识;学会选择安全食品的技能和方法。

第一节　饮食与健康[①]

　　【思考】食物是如何影响我们的健康的? 近年来流行的素食饮食模式或者"辟谷"式生活方式会对健康产生风险吗?

一、食物与健康

　　1. 食物中的营养素

　　营养学家告诉我们,如果人活到 65 岁或更长,那就要吃掉 70000 多顿饭,而你选择的食物将会对身体产生累加的作用,这些作用将随着年龄的增加体现出来。对我们来说,最好的食物应当是那些能够制造并维持强健的肌肉、完好的骨骼、健康的皮肤和充足的血液的食物。也就是说,食物不仅要提供能量,还要包括充足的营养素。营养素是指食物中对于机体功能不可缺少的那些部分。营养素可以提供能量,是可以用来构建人体组织的原材料,是能够帮助维持和修复身体各组织成分并支持身体生长的食物成分。营养素包括水、碳水化合物(糖类)、脂类、蛋白质、维生素和矿物质。食物中能量或营养素过剩、不足或失衡都会导致身体出现症状,其中营养素缺乏被称为营养不良,反之则被称为营养过剩。

　　快速发展的食品工业为人们提供了数量惊人的食物,超市中数千种食物让人们有计划、有营养的饮食变得更加不容易了。食物要维持良好健康程度主要取决于将各种食物搭配成有营养的饮食,仅评定食物本身营养丰富是没有意义的,只有当它们对营养膳食有所贡献时

---

　　① [美]弗朗西斯·显凯维奇·赛泽,等.营养学——概念与争论[M].13 版.王希成,王蕾,译.北京:清华大学出版社,2017.

才能体现它们的价值。合理安排饮食的关键是保证你每天吃的主食是富含营养的。

2．健康的饮食模式

一个有营养的饮食实际上是一种饮食模式，它应当具有五大特点：①充足（adequacy，A）：食物必须提供各种充足的营养素、纤维和能量；②均衡（balance，B）：所选择的食物不应过分强调某一种营养素或某一类食物而忽略了其他；③控制热量（calorie control，C）：食物应提供正常体重所需的能量，不能太多也不能太少；④适量（moderation，M）：食物中没有过多的脂肪、盐、糖或其他不需要的成分；⑤多样化（variety，V），每天选的食物都有所不同。另外，为了维持营养素的稳定供给，每天都应定时吃饭。因此，营养膳食所应遵循的饮食模式的准则是 A、B、C、M、V。

有节制的饮食方法是最可行的，每天吃很多水果和蔬菜的人们患很多疾病的风险可能会降低一半以上，用豆类食品代替一些肉类可能会进一步降低风险。以下是美国营养学教材中列举的食用富含植物化学物质的天然食物的小窍门（节选）：

多吃水果：美国饮食中平均每天提供 110g 水果；在就餐和吃快餐时别忘记选择果汁和鲜果、干果或煮熟的水果和蔬菜；用干果来代替糖果。

增加蔬菜：将正常饮食中的蔬菜、非淀粉类蔬菜增加一倍。

替代一些肉类：用谷类、豆类和蔬菜取代饮食中的一些肉类，例如，用燕麦、豆制素肉替代品或磨碎的胡萝卜和肉馅及调和料混合，做出一道美味又有营养的肉糜糕。

尝试新食物：每周尝试一种新的水果、蔬菜或全麦；读些食谱，做饭时尝试一下豆腐、强化豆浆或大豆类食品。①

3．补品、功能食品与健康

医院里的要素膳，即确定化学成分组成的饮食，目的是抢救医院中不能正常进食的患者的生命。这种配方可以持续几天或几周使用，可以帮助患者改善营养缺乏的状况，帮助延续生命。但这些食品不足以保证人们长时间的健康生活。实际上，大多数健康人只要保持有营养的饮食即可，完全不需要服用补品。

所有的天然食品在维护健康中都有一些特殊的价值，所以称为功能食品。然而，生产的功能食品往往都是由加工食品构成的，这些食品都经过了营养素强化或特别添加了生物活性食物成分。这些新颖的食品也会引发一些问题：

（1）这样的产品是食品还是药品？

（2）对于一个健康意识强的膳食计划者，使用含有添加物的食品并希望有效，还是以健康的方式调整饮食？

（3）经常消耗这些食品，安全吗？儿童食用它们，安全吗？

4．酸性食品、碱性食品与健康

从营养学看，我们所食用的食品可分为酸性食品和碱性食品。营养学区分食品酸碱性的标准是食品在人体内分解成最后代谢物的酸碱性。也就是说，食入后在体内分解代谢的最终代谢物显酸性的，称为酸性食物，显碱性的就是碱性食物。营养学家把日常食物

---

① ［美］弗朗西斯·显凯维奇·赛泽等.营养学——概念与争论［M］.13 版.王希成，王蕾，译.北京：清华大学出版社，2017：79.

做了划分,如鱼、肉、蛋、大米、面粉、油脂、糖类等属于酸性物质,蔬菜、水果、豆制品、牛奶等属于碱性食物。酸性食物和碱性食物的合理搭配是身体健康的有力保障。

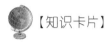【知识卡片】

中国居民膳食指南(2016)

(1)食物多样,谷类为主。

● 每天的膳食应包括谷薯类、蔬菜水果类、畜禽肉蛋类、大豆坚果类等食物。

● 平均每天至少摄入 12 种食物,每周至少 25 种。

● 每天摄入谷薯类食物 5～8 份(250～400g),其中全谷类和杂豆类 1～3 份(50～100g)。

● 食物多样、谷类为主是平衡膳食模式的重要特征。

(2)吃动平衡,健康体重。

● 各年龄段的人群都应天天运动,保持健康体重。

● 食不过量,控制总能量摄入,保持能量平衡。

● 坚持日常身体活动,每周至少进行 5 天中等强度身体活动,累计 150 分钟以上;主动身体活动最好每天 6000 步。

● 减少久坐时间,每小时起来动一动。

(3)多吃蔬果、奶类、大豆。

● 蔬果是平衡膳食的重要组成部分,奶类富含钙,大豆富含优质蛋白。

● 餐餐有蔬菜,保证每天摄入 300～400g 的蔬菜,深色蔬菜应占 1/2。

● 天天吃水果,保证每天摄入 150～350g 的新鲜水果,果汁不能代替鲜果。

● 吃各种各样的奶制品,相当于每天摄入液态奶 300g。

● 经常吃豆制品,适量吃坚果。

(4)适量吃鱼、禽、蛋、瘦肉。

● 鱼、禽、蛋和瘦肉摄入要适量。

● 每周吃鱼 280～525g,畜禽类 280～525g,蛋类 280～350g,平均每天摄入总量 120～200g。

● 优先选择鱼和禽。

● 吃鸡蛋不弃蛋黄。

● 少吃肥肉、烟熏和腌制肉食品。

(5)少盐少油,控糖限酒。

● 培养清淡饮食习惯,少吃高盐和油炸食品。成人每天摄入食盐不超过 6g,烹调油 25～30g。

● 控制添加糖的摄入量,每天不超过 50g,最好控制在 25g 以下。

- 每日反式脂肪酸摄入量不超过 2g。
- 足量饮水,成年人每天 7～8 杯水(1500～1700mL),提倡饮用白开水和茶水,不喝或少喝含糖饮料。
- 儿童少年、孕妇、乳母不应饮酒。成人如饮酒,男性一天饮用酒的酒精量不超过 25g,女性不超过 15g。

(6)杜绝浪费,兴新食尚。

- 珍惜食物,适量备餐,提倡分餐不浪费。
- 选择新鲜卫生的食物和适宜的烹饪方式。
- 食物制备生熟分开、熟食二次加热要热透。
- 学会阅读食品标签,合理选择食品。
- 多回家吃饭,享受食物和亲情。
- 传承优良文化,兴饮食文明新风。[①]

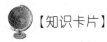【知识卡片】

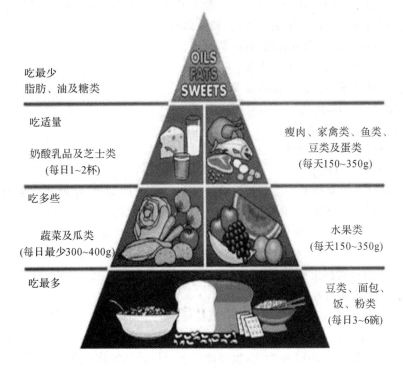

食物金字塔图

---

① ktpp://www.sxws.gov.cn/art/2017/3/27/art 9885 1109373.html,2017-3-27.

第二节 转基因食品及其安全性

【思考】你关注过转基因食品吗？为什么著名电视主持人崔永元要花费巨资去美国拍摄考察转基因食品的纪录片？

一、转基因技术与转基因食品

民以食为天，人们吃什么对人的健康有直接的影响。近年来，食品的安全问题始终是社会关注的热点，其中"转基因食品"能不能吃更是人们讨论的焦点。什么是转基因食品？它是否会对我们的身体产生健康风险？

1. 转基因技术及其应用

转基因技术至今已有四十多年的历史。1856 年，孟德尔发现遗传规律，也就是生物具有遗传和变异的规律；1953 年科学家发现 DNA 双螺旋结构；1973 年人类掌握基因克隆技术，可以进行基因分离技术，把已知功能的基因"剪下来"，再"接"到受体生物的基因链上，由此，转基因技术正式诞生。目前，转基因技术主要应用于：

（1）农业：抗病虫、抗旱耐盐碱、耐除草剂等。

（2）医药：疫苗、胰岛素、干扰素等。

（3）工业：纤维素、乳制品、酿酒业等。

（4）环保：污染物降解等。

（5）能源：生物燃料、酒精等。

（6）新材料：纳米生物材料等。

2. 转基因食品的概念

转基因食品是指利用基因工程技术改变基因组构成的动物、植物和微生物生产的食品和食品添加剂。也就是说，凡食品原料中含有转基因生物及其直接加工品的食品就是转基因食品，包括转基因植物食品、转基因动物食品、转基因微生物食品。

转基因植物技术始于 20 世纪 70 年代初；最早进行转基因食品研究的是美国，开始于 20 世纪 80 年代初，世界上第一例进入商品化生产的转基因食品是 1994 年投放美国市场的可延缓成熟的转基因番茄。

2002 年，全世界转基因农作物主要有抵抗昆虫的玉米、抵抗杀虫剂的大豆、抵抗病虫害的棉花，还有富含胡萝卜素的水稻、耐寒抗旱的小麦、抵抗病毒的瓜类和控制成熟速度及硬度的西红柿等。到 2013 年为止，世界范围内种植转基因作物面积最大的十个国家是美国、巴西、印度、阿根廷、加拿大、中国、巴拉圭、巴基斯坦、南非和乌拉圭。目前主要的转基因农作物有大豆、玉米、马铃薯、稻米、番茄、油菜、木瓜等。世界著名的转基因公司有孟山都、坎贝尔、通用磨坊等，前一家是转基因种子公司，后两家是转基因食品公司。

据农业部宣告，目前，我国进口的转基因农作物为大豆、玉米、油菜、棉花和甜菜。国内生产的有棉籽油和番木瓜。市场上转基因食品如大豆油、油菜籽油及含有转基因成分的调和油均有转基因标识。

二、转基因农作物的优点

转基因食品的研发迅猛,产品品种及产量也成倍增长。支持转基因农作物的专家认为,转基因农作物有如下优点:

(1)营养价值高。科学家通过转基因技术提高了稻米中铁的含量。

(2)价格便宜、成本低、产量高。转基因作物成本低,产量高,因此转基因食品的价格比普通食品低,据初步统计,转基因食品的成本只是同类非转基因食品成本的 40% ~ 60%,而产量可增加 5% ~ 20%,有的甚至增加几倍到几十倍。

(3)具有抗草、抗虫及抗逆境等特性。利用转基因技术将特定性能的基因如抗草、抗虫、抗逆境基因等转入特定农作物中,使基因农作物具有抗草、抗虫和抗逆境等特性。目前应用最多的就是在农作物中加入抗虫害的基因,通过基因改变,使传统作物增强抵御病虫害的能力,从而大大减少农药和杀虫剂的使用,既降低了环境污染,又降低了费用。

(4)保鲜性能增强。如将在极地生活的鲜鱼的抵御寒冷基因转入西红柿、草莓等植物中,使它们既能在低温下生长,又能保鲜,从而提高了耐贮性。[①]

三、转基因食品的安全隐患

转基因作为一种新兴的生物技术手段,由于它的不成熟和不确定性,转基因食品的安全性成为人们关注的焦点。对转基因农作物的安全性持质疑态度的专家认为,首先转基因技术本身就带有一定的安全隐患,如导入基因位置是否准确、导入基因与受体原有基因是否匹配协调、导入基因在受体中是否会产生新的毒素等。这些不确定性同样会影响到转基因食品的安全性及其对人体健康的风险。因此,有研究者指出,转基因食品的健康风险主要体现在以下几个方面:

(1)营养性降低。新的基因导入可能会导致基因突变,从而导致蛋白质改变,原有的营养结构遭到破坏。

(2)有毒性。基因导入使得毒蛋白发生过量表达,可能引起毒性反应而对人体健康产生危害。

(3)存在过敏性。转基因技术运用于食品中,有可能扩大人们的过敏范围,比如,将玉米的某一段基因加入小麦中,以前对玉米过敏的人吃了这样的小麦也会过敏。转基因食品常引入抗草、抗虫等基因,人们食用了这些转基因食品也有可能会过敏。

(4)导致抗生素产生耐药性。抗生素标记基因常常会随着目标基因转入被转基因的作物中,人们在食用后,体内胃肠道逐渐对抗生素产生抗体,进而可能产生耐药性。

目前科学家还提供了一些转基因作物存在安全隐患的实验成果:

(1)1995 年 5 月,康奈尔大学的科学家在 *Nature* 上发表文章,称用有转基因抗虫玉米花粉的马利筋叶片喂养美国大斑蝶,导致 44% 的幼虫死亡。

---

① 徐宫瑾.人类健康与转基因食品技术的发展[J].中国初级卫生保健,2016(5):95.

(2)1997—1998 年,英国科学家、世界著名基因研究专家普兹泰博士开展一项实验,用转基因土豆喂养小白鼠(这种土豆加入了凝集素,一种被认为天然无污染,可以安全食用、防止虫害的基因)。1998 年,普兹泰在电视上公布了他的研究成果:食用转基因土豆 110 天的老鼠个头比普通老鼠小很多,更让人担心的是,食用转基因土豆的老鼠肝脏和心脏甚至脑部都比正常老鼠小,免疫系统更加脆弱。

(3)2006 年俄罗斯科学高级神经活动和神经生理研究所的科学家在小白鼠交配前两周以及在它们怀孕期间喂食转基因马铃薯,结果:新生小白鼠一半以上出生后很快死亡,幸存的白鼠 40% 以上的生长发育非常迟缓。同时发现,喂食转基因食品的母鼠和幼鼠的攻击性和焦虑症增高。这似乎意味着转基因食品会给孕妇和胎儿带来风险。

(4)2009 年《国际生物科学杂志》发表论文,转基因玉米对大鼠肾脏和肝脏造成不良影响。

(5)2012 年 9 月《食品和化学毒物学》杂志发表论文,法国研究者用转基因玉米进行了大鼠致癌实验,得出转基因玉米 NK603 致癌。

美国是转基因大豆、玉米的生产大国,但并不是转基因的消费大国。在美国,转基因玉米用于食用的比例大约是消费总量的 10.5%,而其中直接食用的比例为 1.8%。所以,尽管美国是转基因玉米生产大国,但它自己的食用消费却很少。又如,2008 年美国大豆产量是 8050 万吨,其中 3390 万吨用于出口,约占 42%;用作饲料的 2912 万吨,少于出口;制成乳制品和其他食品的大豆仅为 350 万吨,远远不能称为大规模使用。

四、欧美国家对转基因食品的态度

美国对转基因食品标识采取自愿原则,但有机食品均有标识。欧洲各国政府则要求只要是转基因食品,必须经过严格的评价和监控。截至 2014 年,澳大利亚、巴西、中国、日本、前欧盟 15 国、瑞士、俄罗斯、韩国等地区均要求转基因食品进行标识(见图 7-1);美国、加拿大、阿根廷等则要求自愿标识转基因食品。著名公众人物崔永元说过:我支持转基因研究,但我反对转基因作物商业化、主粮化。在国际社会上,美国转基因小麦的商业化尚未推开,日本禁止进口美国转基因大米,印度停止转基因茄子商业化。调查显示,70% 的欧洲人不想吃转基因食品。加拿大最近进行的调查也表明,92% 的国民仍对转基因食品可能存在的危害表示担忧。

由于转基因技术的不成熟和不确定性,转基因食品存在着令人质疑的健康风险,这是一个客观现实。因此,对于政府来说,给予民众充分的转基因商品知情权是应尽的义务和责任;对于个人来说,应广泛了解转基因食品的优缺点,谨慎使用转基因食品。也就是说,是否使用转基因食品,决定权在你。

图 7-1　转基因标识

第七章第一节

小崔考察美国
转基因食品

第三节　食品安全及安全食品的选择

2005 年 8 月,福建、江西、安徽等地出口的鳗鱼产品被检测出含有孔雀石绿。2011 年 3 月,中国最大的肉类加工基地河南某集团生产的火腿肠中被查出瘦肉精。类似消息近几年屡见报端,使得人们对舌尖上的享受越来越不放心了。那么什么是食品安全? 我们怎样做才能让我们吃到安全的食品呢?

【思考】我们应如何防御食品安全风险?

一、食品安全的含义

食品安全是指食品无毒、无害,符合应当有的营养要求,对人体健康不造成任何急性、亚急性或者慢性危害。食品安全也包括为确保这种状态所采取的各种管理方法和措施。

二、食品行业中存在的主要问题

(1)目前我国食品安全存在的问题主要表现为:

①农产品的种植养殖过程中违规使用农药、兽药,使有害物质残留于食用农产品中。

②在食品加工过程中,使用劣质原料,添加有毒有害物质的情况时有发生。如陈化粮、抛光米、染色馒头、瘦肉精、三聚氰胺事件等。

③餐饮业病原微生物控制不当。

(2)不安全食品中常见的有害因素主要有:

①食品中的重金属污染,如铅、铬、汞、砷污染等。

②食品中的农药残留污染:如六六六、有机氯农药污染、有机磷和氯氨甲酸酯农药污

染等。

③食品中兽药残留污染：如抗生素、抗寄生虫类、激素类等兽药残留污染。

④食品中的真菌毒素污染：如黄曲霉、黄绿青霉、岛青霉等真菌毒素的污染。

⑤食品中违法添加非食用物质：如三聚氰胺、苏丹红、吊白块、塑化剂、瘦肉精、罂粟壳等。

三、什么是食物中毒？

食物中毒是指食用了被有毒、有害物质污染的食品或者食用了含有有毒、有害物质的食品后出现的急性、亚急性疾病。常见的食物中毒有：

（1）细菌性食物中毒：食用了被细菌或细菌毒素污染的食品而引起的食物中毒。如沙门氏菌食物中毒、金黄色葡萄球菌肠毒素食物中毒等。

（2）化学性食物中毒：食用了被有害的化学品污染的食品而引起的食物中毒。如瘦肉精食物中毒、有机磷农药食物中毒、亚硝酸盐食物中毒等。

（3）有毒动植物中毒：如食用河豚、秋刀鱼和金枪鱼等高组胺鱼类中毒、四季豆中毒、发芽马铃薯中毒、豆浆中毒、毒蘑菇中毒等。

四、如何选择安全的食品

（1）分清食品保质期和保存期：

①保质期：又称最佳食用期，指在标签指明的贮存条件下，保持食品品质的期限。

②保存期：又称推荐最后食用日期，指在标签指明的贮存条件下，预计的终止食用日期，超过保存期的食品不宜食用。

所有的食品都应注明保质期，购买食品时应查看生产日期和保质期，过期的食品不能食用。

（2）要选用有营养的食品。人们从食品中必须摄取足够的蛋白质、脂肪、碳水化合物、维生素、矿物质、水和膳食纤维。

（3）学会鉴别安全食品的方法：

①从食品包装上鉴别：优质食品绝大多数是机械化生产，包装质量高、印刷精美、光泽度好，而假冒伪劣或有毒有害食品往往粗制滥造，图案模糊。

②从食品标签上鉴别：《食品安全法》明确规定，食品包装上应当有标签，如果主要内容不符，可以拒绝购买或投诉。

③从食品感官上鉴别：对食品的色香味形等多个方面进行检查，还要注意"好"得出奇的异常现象。

④选择正确的食品购买场所：应当到具有经营资格、信誉良好的商场或超市购买食品。

⑤选择购买有完整齐全的食品包装标识的食品：食品外包装上必须标明名称、配料表、净含量、厂名、厂址、电话、生产日期、保质期、产品标准号等内容。

⑥选购已获得国家认证并标注有绿色食品、食品安全认证标识的食品。

⑦查看食品的生产日期和保质期。

⑧尽量不买散装食品。

⑨过量使用食品添加剂是不健康的。

⑩加强食品安全知识的学习。

在当前的社会环境中,要吃到安全可靠的食品,首先,应当选择新鲜即时的当季食品,尽量少买速冻食品等各种保存较长时间的加工食品;其次,应当尽可能购买有品牌、信誉好的食品或者到有品牌、信誉好、流通快的商场或超市购买食品;最后,应当多了解和学习食品安全的知识。当然,要想提高食品的安全性和营养性,最好的办法就是买质量好、新鲜的食材,自己动手做,这样既享受美味,又减少了各种不安全食品因素的隐患,降低危害健康的风险。

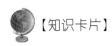【知识卡片】

人体必需的营养素

营养素	功　能
蛋白质	提供人体合成蛋白质的原料,尤其是氨基酸。人体缺少蛋白质,将出现表情淡漠、头发变色易脱落、水肿、易感染疾病等
脂肪	提供能量。缺乏脂肪导致生长缓慢、生殖障碍、皮疹、肝肾神经和视觉方面的疾病。但如果脂肪摄入过多,会导致肥胖、心血管疾病和某些癌症的发生
碳水化合物	摄入碳水化合物是帮助人体获取能量的最佳、最主要的途径
维生素	可防止多种缺乏病的必需营养素,而且能够预防多种慢性病、退化性疾病
矿物质	提供每日膳食需要的钙、磷、镁、钾、钠、氯、硫7种常量元素,以及铜、铁、碘、锌等必需的微量元素。
水	在人体内起到润滑组织和关节的作用,也是体温调节系统的主要组成部分。人体每天平均从食物中均获得1000毫升的水,要保持体内水的平衡,必须以液态食物和白开水、饮料补充1200毫升的水。喝水应少量多次,每次200毫升左右
膳食纤维	具有预防便秘、血脂异常、糖尿病的作用,并有益于肠道健康

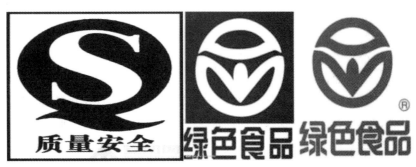

食品安全标识

第七章第二节

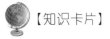 【知识卡片】

风险传播策略

风险传播（Risk Communication）是一个为公众提供减少焦虑和恐慌信息以及有助于其应对危机的建议的传播过程。有效的风险传播能够快速提高人们应对、防范突发公共事件危害的意识和技能，能够消除无谓的恐慌情绪，保持社会稳定。

风险在我们的日常生活中无处不在，随着科技进步，风险的不确定性也会随之增加。核电是安全的吗？我是否有感染艾滋病的可能？如果我吃牛肉汉堡，是否会染上"疯牛病"的人类变体？吃转基因作物或转基因食品到底会怎样，是不是风险太大？我有没有必要为克隆人感到担忧？大量的使用美容技术或食用美容食品，会不会对人体有潜在的危害？风险意识是维护健康的重要把关人。因此，健康传播将健康领域中的风险传播视为重要内容，其中包括食品安全、合理用药等方面。

健康传播中的风险传播主要是强化人们在日常生活中的风险意识，提高潜在的健康危险意识，提升自我健康促进的能力。因此，我们把健康传播中的风险传播叫做风险传播策略。健康传播中的风险传播不只是传播人们对健康担忧的因素，而且还必须解释它们可能带来的影响、效益和代价。风险传播策略重在指出可能的风险及如何防范风险，谁有可能会为风险付出巨大的代价。

本章推荐阅读书目

1. ［美］弗朗西斯·显凯维奇·赛泽等.营养学——概念与争论（第13版）［M］.王希成，王蕾，译.北京：清华大学出版社，2017.

2. 徐宫瑾.人类健康与转基因食品技术的发展［J］.北京：中国初级卫生保健，2016(5).

3. 农业部农业转基因生物安全管理办公室.转基因食品安全面面观［M］.北京：中国农业出版社，2014.

4. ［法］玛丽·莫尼克·罗宾著.孟山都眼中的世界：转基因神话及其破产［M］.吴燕，译.上海：上海交通大学出版社，2013.

本章参考文献

1. ［美］弗朗西斯·显凯维奇·赛泽等.营养学—概念与争论（第13版）［M］.王希成，王蕾，译.北京：清华大学出版社，2017.

2. 徐宫瑾.人类健康与转基因食品技术的发展［J］.中国初级卫生保健，2016(5).

3. 农业部农业转基因生物安全管理办公室.转基因食品安全面面观［M］.北京：中国农业出版社，2014.

4. ［法］玛丽·莫尼克·罗宾.孟山都眼中的世界：转基因神话及其破产［M］.吴燕，译.上海：上海交通大学出版社，2013.

5. ［美］杰弗里·M.史密斯.种子的欺骗：揭露美国政府和转基因工程的谎言［M］.高伟，林文华，译.南京：江苏人民出版社，2011.

本章习题

第八章 药物滥用与不合理用药

 学习目标

　　通过学习,掌握药物滥用与不合理用药的概念,了解药物滥用与不合理用药的区别;了解日常生活中不合理用药的各种表现;掌握药物滥用的危害后果;学会正确、合理用药的多种方法。

第一节 药物滥用及其表现

【思考】你有使用依赖性药物的习惯吗? 你是否了解反复使用依赖性药物的危害?

一、药物滥用的概念

　　药物滥用,又称为物质滥用,是指反复、大量地使用具有依赖性特性或依赖性潜力的药物,这种用药与公认的医疗需要无关,属于非医疗目的用药。滥用的药物有非医药制剂和医药制剂,其中包括禁止医疗使用的违禁物质和列入管制的药品。[①] 只要使用酒精或其他影响情绪的药物对自身以及他人生活造成不良影响,就能构成药物滥用或物质滥用问题。

　　与滥用或成瘾相联系的精神活性物质包括酒精、镇静催眠药、阿片类药物、苯丙胺类、大麻、可卡因和烟草。药物滥用可导致药物成瘾,以及其他行为障碍,涉及生理、心理、社会与职业机能方面的损害,会引发严重的公共卫生和社会问题。比如,酒精在许多社会最关注的问题上起着主要作用,包括意外事故、暴力犯罪行为、家庭问题和劳动力损失等。[②]

二、药物滥用的表现

　　药物滥用的表现主要有:

　　① 陈锦珊,郭东宇.合理用药 ABC[M].上海:第二军医大学出版社,2013:8.
　　② 〔美〕迪蒂丝·A.刘易斯等.成瘾问题心理咨询理论与实践入门[M].王贺春,唐己婷,译.北京:军事医学科学出版社,2015:3-4.

（1）不论是药品类型，还是用药方式和地点都是不合理的。

（2）没有医生指导而自我用药，这种自我用药就超出了医疗范围和剂量标准。

（3）使用者对该药不能自拔并有强迫性用药行为。

（4）滥用药物往往造成对精神、身体和社会的危害。

药物滥用成瘾是一种慢性复发性脑疾病，是生物、心理、社会因素相互作用的结果，它会导致一系列生理、心理行为和不良的社会后果。目前，药物滥用成瘾已成为世界性难治疾病，需要在生物—社会—心理医学模式的指导下，利用多种不同的干预手段进行综合治疗。[①]

慕课《健康传播概论》第八章（上）

第八章（上）

第二节　不合理用药及其危害

【思考】你会正确地吃药吗？

2009 年，由中国非处方药协会、中国医药质量管理协会和中国药学会联合开展了"中国家庭药箱调查"，结果显示，只有 20.5％的居民能正确处理过期药品，有 8.9％的居民在发现药品过期后依然继续使用，还有 1.5％的居民将过期的药品卖给收购药品的药贩子。在我国，每年有 250 万人因为不合理用药而发生药物不良反应。以上数据表明，对于很多人来说，能不能正确地吃药，确实是个问题。

在现实生活中，对普通民众来说，不合理用药的情况更常见，也更容易对健康造成危害。据统计，全球约有七分之一的老年人不是死于自然衰老或疾病，而是死于不合理用药。我国现有 180 万聋哑儿童，60％是由药物使用不当造成的。怎样才是合理用药呢？

一、什么是合理用药？

1985 年，世界卫生组织将"合理用药"定义为："患者接受的药物适合他们的临床需要、药物的剂量符合他们的个体需要、疗程足够、药价对患者及其社区最为低廉。"20 世纪 90 年代，国际药学界为"合理用药"赋予了更科学完整的定义："以当代药物和疾病的系统知识和理论为基础，安全、有效、经济、适当地使用药物。"

世界卫生组织与美国卫生管理科学中心共同制定了合理用药的生物医学标准：药物正确无误；用药指征适宜；疗效、安全性、使用途径、价格对患者适宜；用药对象适宜；调配无误；剂量、用法、疗程妥当；患者依从性良好。[②] 依据以上对"合理用药"的定义，不合理用药行为主要是指药物使用有误，用药指征不适宜，疗效、安全性、使用途径等对患者不适宜的行为。

① 〔美〕迪蒂丝·A.刘易斯等.成瘾问题心理咨询理论与实践入门［M］.王贺春，唐己婷，译.北京：军事医学科学出版社，2015：1.

② 丁国华，高宏，孟松伟.合理用药评价［M］.北京：化学工业出版社，2006：1-2.

二、不合理用药的常见行为

迄今为止，在全球范围内仍然广泛存在着不合理用药的现象，主要包括：①不恰当选用药品；②超适应症用药；③多药并用；④用法用量不当；⑤不合理的给药操作。除此之外，在个人和家庭用药中，还存着以下常见的不合理用药行为：

（1）擅自购药和服药。

（2）滥服补药和新药。

（3）滥用抗生素。

（4）用法、用量和用药时间不当。

（5）联合用药不当。

（6）重复给药。

（7）配伍禁忌不适宜等。

三、不合理用药的药物类别及危害

（1）滥用抗生素：如滥用庆大霉素等氨基糖苷类抗生素，由此引起的耳聋；如滥用四环素类、头孢菌素类等广谱抗生素，可致伪膜性肠炎。

（2）滥用解热镇痛药：如非那西丁可致肾乳头坏死、间质性肾炎或泌尿系癌，这已为国际所公认。它还会让老人或小儿引起高铁血红蛋白症而发生紫绀症状。又如，氨基比林可引起粒细胞减少，严重者可因此而出现败血症。目前含非那西丁、氨基比林的复方制剂还未被淘汰，且均在市场出售，故选用时应加以注意。

（3）滥用中药：如在广东省中山市中医医院 2013—2015 年抽取的 2000 份中药处方中，有 200 份处方为不合格处方，其中 185 份处方存在不合理用药的情况，导致出现过敏性休克、胸闷、心悸、腹痛、恶心、腹泻以及呼吸系统、消化系统过敏反应。[①] 中药的不合理用药，还常出现在巴豆、苍耳子、六神丸、雷公藤、甜瓜蒂、木通、苦楝子等药物的使用上。长期服用带朱砂的成药，如朱砂安神丸、活络丹、天王补心丹而致汞中毒的事例，也屡有报告，这是由于其中含有可溶汞盐或游离汞而蓄积性汞中毒。滥用人参导致严重反应的报告已不少，甚至还有引起死亡的。

中药不仅有毒副作用，有的还会诱发肿瘤。比如中药槟榔内含槟榔次碱，款冬花含有双稠吡咯啶类生物碱，均可诱发皮肤癌、肺癌等，大茴香、小茴香、肉豆蔻、胡椒、细辛等中草药挥发油中含有黄樟醚、异黄樟醚和二氢黄樟醚，这些均为苯丙烯衍生物，可诱发肝癌、食道癌，如果在烹饪中经常食用，也是有健康风险的，而"吃中药，多多益善"的观念更是不可取。

（4）女性药物滥用：首先主要以"底料黄皮"为主，占 53.2%；其次为海洛因、鸦片和安定，这些可以获得快感、刺激，或受家人与同伴影响，寻求好奇心的满足及缓解烦恼。

另外，女性长期大量地服用紧急避孕药，很容易导致月经紊乱，有的女性在多次吃药

---

① 何鉴洪.我院 2013—2015 年中药不合理用药情况回顾性分析[J].海峡药学,2016(11).

后会出现阴道不规则出血，导致盆腔炎性疾病，加大了不孕不育、异位妊娠的风险。

特别是对于少女而言，多次服用紧急避孕药会使月经紊乱，加上少女的部分内分泌生殖器官还未发育成熟，如果经常服用避孕药的话，最终由于内分泌紊乱，造成对卵巢不可逆的影响，甚至造成卵巢提前"衰老"。还有不少女性希望通过使用促排卵药来怀上宝宝，也有些育龄期妇女就诊时明确表示想要双胞胎，希望用促排卵药。这样做母子都会有风险。人为地使用促排卵药物，可能会出现一些并发症，如卵巢过度刺激综合症、卵巢囊肿、头晕恶心、肝肾功能损害等；而且多胎妊娠使母亲和胎儿的风险增加，如母亲容易出现妊娠高血压、流产、早产等，胎儿易出现出生缺陷、生长迟缓、双胎输血综合征等。

关于不合理用药的危害后果，还需要补充说明的是，不合理用药最容易导致消化道出血，其中一个典型病例是一位 38 岁的驾驶员，为了"预防"感冒同时吃了两种感冒药，结果发生消化道大出血，在急诊接受了紧急输血，经很长一段时间的治疗后，才恢复了基本的生活和劳动能力。

老年人群更容易出现不合理用药。例如，一位 75 岁的老人，患高血压、心脏病多年，平时服小剂量阿司匹林及复方血栓通胶囊。近来因为感冒，就自行购买了酚麻美敏片（泰诺），8 小时服 1 片，一共吃了 3 天，发生了消化道出血。

除了消化道出血，在临床上因为用药不当导致肝、肾损害的病例也很常见。一位 43 岁男性，因为感冒，一周服了 20 片的克感敏，后来出现浮肿和大量蛋白尿而住院，经肾穿刺诊断为药物性的间质性肾炎。还有一位 59 岁的大爷，自行服用酚麻美敏片，6 小时 1 片，共服了 10 天，结果出现腹痛、消化道出血和肝功能损害，而且之前已痊愈 20 余年的十二指肠溃疡又复发。

第八章（下）

合理用药新闻
国家卫计委

第三节　合理用药的健康策略

【思考】日常生活中，你是否会主动去学习合理用药的知识和技能？

在日常生活中，我们每个人都不可避免地会身体不适、寻医问药，因此，我们应当主动学习合理用药的知识和方法，为我们和身边的亲人的健康提供指导。生活中的合理用药可遵循以下原则。

一、走出用药心理的误区

目前，人们常见的用药心理误区表现为：①追求新药心理；②迷信贵药心理；③依赖补药心理；④祈求速效心理；⑤用效果好心理；⑥用药从众心理；⑦中药安全心理，以及"中药治本""中药无毒副作用""吃中药最安全""有病治病，无病强身"等都是使用中药的错误观念。

另外，近年有关中药注射剂安全的警报也频频拉响。如鱼腥草、刺五加、茵栀黄等注射剂都有在临床上发生死亡的案例，中药注射剂的疗效因而受到广泛质疑。

微信公众号偶尔治愈　　　　　　　　　微信公众号方舟子

二、安全用药原则

(1)无病切莫滥用药：为增食而用药、为增智而用药、为减肥而用药都是不可取的。

(2)有病乱用药，会被药所误。普雷斯利是美国近代摇摆舞曲的创作者，他于1977年6月暴死，病理检查证明死于药物中毒。这位音乐家在他生命的最后20个月中，平均每天服用大约20种不同种类的药物。

(3)遵从医嘱，药到病除。据《美国临床药理学和治疗学》等杂志统计，大约25%～50%的门诊患者未按医嘱用药或自己更改处方；在家自用药的患者中29%～59%存在用药错误，其中4%～35%的患者在滥用药物；住院患者中的10.5%未按医嘱用药导致健康损害而延长住院时间。非顺从行为对许多急、慢性病患者的健康带来重大损害，但很多人的这种行为往往是无意识的。因此，在保证用药方案合理性的前提下，通过健康传播提高患者对医嘱的顺从性是非常必要的。

三、安全用药策略

(1)正确选择药物，确保药品质量。比如，检查药品包装、标签和说明书；检查药品外观，无霉变、虫蛀、变色、变味等现象；不使用假劣药品。

(2)准确使用药量，保证用药安全。如购买时仔细辨明药品含量，避免使用药剂量过大或过小，避免重复用药。

(3)警惕过敏反应，走出认识误区：只有化学药物才会引起过敏；以前用过这个药，再用就不会过敏；药物过敏不就是皮肤上出疹子，没啥了不起；药物过敏都是在用药一两天内发生的；药物过敏可以通过减少用药量来解决；预防药物过敏，只有做过敏试验；皮试阴性就不会出现过敏反应，以上都是药品过敏的认识误区。研究表明，青霉素皮试阴性者注射青霉素98.5%以上不会发生过敏性休克，但还有1.5%的人存在风险。最后一个误区是"发生过敏反应,只要用抗过敏药物定会药到病除"。

(4)讲究用药方法,安全方便优先。比如,掌握不同药品常用的给药途径,正确选择;又比如,不同药物剂型用法有讲究,口服药送服时需要的水量也不尽相同,服用片剂时150～200毫升水为宜,胶囊至少300毫升水,颗粒用150～180毫升水,散剂只需用50毫升水冲服。

(5)择时给药,安全高效。科学掌握服药时间,既可发挥药物最大疗效,又可减少毒副作用。在临床上利用药物作用昼夜节律性用药的方法就叫时辰给药法。如降压药一般在7:00—7:30和15:00—15:30给药,如果服用长效制剂,则上午1次用药即可。切忌晚上睡前服药。又如降糖药,一般4:00时,人体对胰岛素最敏感,此时给予低剂量,即可达到满意效果。激素药一般都7:00一次给药,可减少不良反应。调节血脂的药通常提倡晚间睡前服用,有助提高疗效。

合理用药十大
原则

(6)适时停药,牢记风险。

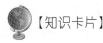【知识卡片】

前景理论策略

前景理论认为说服性讯息可分为两类:一类是"如果不采取某种行为会招致损失",另一类是"如果采取某种行为会给你带来益处"。前景理论主要用于在不同的情境下,人们如何作出有关健康的决定。在健康传播实践中,前景理论成为健康信息设计的原则。也就是说,在健康传播中,面对传播对象应当非常明确地告知怎样对他是有益的,怎样是有害的,并围绕这一原则来设计传播内容和传播方式。

本章推荐阅读书目
陈锦珊,郭东宇.合理用药 ABC[M].上海:第二军医大学出版社,2013.

本章参考文献

1. [美]迪蒂丝·A.刘易斯,等.成瘾问题心理咨询理论与实践入门[M].王贺春,唐己婷,译.北京:军事医学科学出版社,2015.

2. 陈锦珊,郭东宇.合理用药 ABC[M].上海:第二军医大学出版社,2013.

3. 丁国华,高宏,孟松伟.合理用药评价[M].北京:化学工业出版社,2006.

4. 何鉴洪.我院2013—2015年中药不合理用药情况回顾性分析[J].海峡药学,2016(11).

本章习题

第九章　生命尊严与尊严死亡

✎ 学习目标

　　通过学习,掌握生命尊严和尊严死亡的含义;学习安宁疗护的内涵和方式;了解安乐死的内涵,掌握安乐死的法律条件,正确认识安乐死的意义。

　　中新网 2017 年 8 月 16 日报道,荷兰一对患有严重疾病的夫妇,在相守 65 年后选择一起接受安乐死。6 月,他们在亲人的陪伴下,牵着彼此的手,一同离开了人世。

　　这对夫妇结婚 65 年,都已 91 岁。近 5 年来,两人的生活质量每况愈下。2012 年,丈夫尼克中风瘫痪,而妻子特莉丝患上了血管性痴呆,行动也慢慢变得迟缓,同时记忆力开始衰退。

　　据医生的建议,虽然现在特莉丝的头脑还算清醒,但是如果尼克走了,她很有可能病情加重,最后不得不在养老院度过,而"这是她极力反对的"。他们的女儿说:"一起离世,是他们最深切的愿望。"

　　两位老人签了安乐死协议,并分别在"临终诊所"里度过了 6 个月。这 6 个月里,心理学家、精神治疗师和医生联合对他们进行评估,确认他们是否真的想结束自己的生命。

　　在描述两位老人离世的那天时,另一个女儿说:"他们深情地吻了对方,然后安详地牵着手离开了。这是他们所希望的。"

　　据悉,荷兰的法律严格规定了接受安乐死病人的情况:病人必须证明他们的病情已经"没有希望,且带来了无法忍受的痛苦"。

　　早在 2016 年 3 月,十二届全国人大四次会议湖北省代表团召开小组会议时,全国人大代表、华中科技大学教授、中国工程院院士李培根就提出,建议为"安乐死"立法。

　　生死是每一个人都要面对的问题。如何健康美好地生活,又如何看待死亡,特别是当疾病缠身、痛苦不堪时,人们对死亡的思考和接受可能就会变得非常重要。是痛苦地活着,还是体面地死去? 安乐死成为现代社会中情感与道德的难题。

　　【思考】我们是否考虑过死亡的方式?

第一节　　生命尊严和尊严死亡的含义

一、生命尊严的概念

18 世纪德国启蒙文学的代表人物之一席勒说:"通过道德力量统治本能,是精神的自由,而精神自由在现象中的表现就叫做尊严"。尊严是人类追求的重要价值,尊严意味着人的高贵。个人享有尊严,意味着他的价值受到肯定和尊重,意味着享有某种威严。德国思想家康德认为,人与自然界的其他存在有根本的区别:"那些其实存在不以我们的意志为依据,而以自然的意志为依据的东西,若它们是无理性的东西,就叫做物件。与此相反,有理性的东西,叫做人身。"①因此,康德认为:"只有道德以及与道德相适应的人性,才是具有尊严的东西。"② 这是对人的价值的高度肯定,也是后人理解人的尊严的重要思想渊源。

人的尊严,不仅体现在人如何生活的问题上,也表现在人如何面对死亡上。当代生命伦理学中尊严死亡问题的产生是以现代医学中高新生物医学技术的发展为背景的。20世纪 50 年代以后,现代医学中高新医学技术的发展和应用使得医学干预人类生命与死亡过程的能力大大增强,并由此引发人们对尊严死亡的讨论。

二、尊严死亡的概念

现代社会中的终末期病人常常处于这样的生存状态,人称"ICU 病人形象":身上插满管子,身体极度衰弱,床头的心电、脑电监视仪器时刻向医护人员报告着他的生理指征,他不能活动,周围没有亲人陪伴,除非在很短的时间里得到医院特许。他们很多时候是孤独地死去,而这是现代社会多数人的死亡前景。现代医学成就与人们对死亡的天然排斥使得医学对死亡的斗争受到社会各界的支持,现代社会的人们越来越倾向于死在医院里,医院已经成为现代社会最标准的死亡地点。③ 但是终末期病人以"ICU 病人形象"存在会令病人经历长时间的痛苦,其自身也无法感受人身价值和生活的意义,如果病人自身想尽早摆脱这样一种痛苦的生活状态,现代医学能否给予救济? 有尊严地死去是生命尊严的一部分,尊严死亡作为一种人生哲学,是在生命灭失的过程中寻求尊严。

有人将"尊严死亡"定义为:"指主体因自身的死亡而受到的自己和他人的尊敬与重视。"

作为一个终末期病人,如果追求死亡尊严,他可以有多种选择,比如安宁疗护、安乐死等。因此,尊严死亡并不只有安乐死一种,安乐死也不等于全部尊严死亡。

对于那些确实没有康复希望的终末期病人,为了避免无益的侵入性治疗以及以延长

---

① ②　康德. 道德形而上学原理[M]. 苗力田,译. 上海:上海人民出版社,1986.

③　王云岭. 现代医学与尊严死亡[M]. 济南:山东人民出版社,2016:123-125.

生命为目的的生命维持疗法所带来的痛苦,安宁疗护和安乐死是两种可能的选择。安宁疗护和安乐死的宗旨相同,都是为了避免终末期病人的晚期痛苦。但是两者理念不同,所以实现宗旨的手段也有根本的区别,成为解除终末期病人痛苦的不同主张与路径选择。

第二节　安宁疗护与尊严死亡

一、安宁疗护的内涵

安宁疗护在中国又叫"临终关怀",是指一种专注于在病人将要逝世前的几个星期甚至几个月的时间内,减轻其疾病的症状、控制疼痛等身体不适,以提高晚期病人生命质量的医疗护理措施。由于"临终关怀"这一名称与中国传统文化价值相抵触,所以近年来人们将其改为"安宁疗护"。

安宁疗护的本质是对救治无望病人的照护,其目的不是延长病人的生命或令其康复,而是提高终末期病人的生命质量。其方法主要包括生活照顾、心理疏导、姑息治疗等,着重控制病人的疼痛,缓解病人的心理压力,消除病人及其家属对死亡的恐惧和焦虑,使终末期病人活得安逸,死得有尊严。安宁疗护不仅是对终末期病人的关怀,还是对终末期病人家庭的关怀。安宁疗护机构往往提供团队服务,帮助一个家庭承担起照顾重病人的责任,并对即将丧亲者做死亡教育和心理辅导。安宁疗护强调三个理念,即接纳死亡的理念、生命质量高于生命数量的理念、尊重晚期病人生命权利和尊严的理念。安宁疗护既不刻意延长终末期病人的生命以徒增其痛苦,也不会刻意缩短病人的生命以促其解脱,而是尽最大可能提高终末期病人的生命质量。

上述理念使得安宁疗护事业成为一项真正的人道主义事业,由于其接纳死亡,不刻意追求延长或缩短病人的生命,避免了面对死亡的惶恐和无助,让病人的余年生命有真正的意义,并让病人重新成为自己命运的主人。特别是,安宁疗护承认病人具有选择死亡方式的权利。[①]

1967年,英国人桑德斯博士在伦敦创建了世界上第一家现代临终关怀院——圣克里斯多弗临终关怀院,富有创造性地提出了向晚期病人及其家属实施全面照护的模式,因而被国际临终关怀学术界誉为现代临终关怀机构的典范。圣克里斯多弗临终关怀院的服务对象主要是社区内的晚期癌症病人、运动神经系统疾病晚期病人和老年病晚期病人。该院的服务宗旨:任何一个人,不论其种族、信仰、社会阶层和经济支付能力如何,凡是需要该院帮助的,都会受到热情欢迎,并能得到该院所能提供的最充分的关怀和帮助。对晚期病人来说,圣克里斯多弗临终关怀院的服务是完全免费的,所需全部费用的三分之一由国家卫生保健服务经费补贴,三分之二由社会捐赠、遗赠和其他收入支付。桑德斯博士说:"金钱从来都不能给我们带来晚期病人,金钱也不能使晚期病人离开我们。"像圣克里斯多

---

① 王云岭.现代医学与尊严死亡[M].济南:山东人民出版社,2016:123-125.

弗临终关怀院这种对临终病人的福利设施目前已在世界范围内扩散,形成了临终关怀运动,这样的临终关怀院的宗旨就是"维护生命的尊严,提倡病人的权利"。

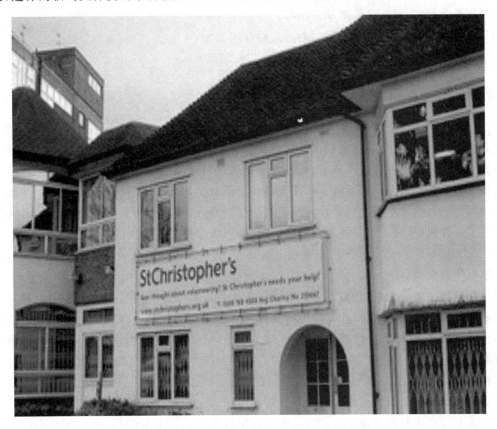

图 9-1 位于伦敦的圣克里斯多弗临终关怀院

第三节 安乐死与尊严死亡

一、什么是安乐死

现代医学无法挽救的濒临死亡或无法医治的绝症患者,由于精神和躯体受疾病折磨极度痛苦,在本人和家属强烈要求下,经过医生鉴定及有关部门认可,采用医学方法,使患者无痛苦地快速死亡,这个过程称为安乐死。

安乐死和安宁疗护都是终末期病人解脱疾病痛苦,争取尊严死亡的途径和手段,但是安乐死比安宁疗护更主动、更直接地解除终末期病人的痛苦,且无法可逆。因此,对安乐死的实施需更加谨慎,只有在患者主动提出,且实属迫不得已的情况下才可实行。因此,安乐死的对象必须同时符合三个条件:

(1)依据现代医学知识和技术,患有不治之症,且濒临死亡者,即生命已处于当代医学无法救治的不可逆转的临终患者。

（2）正在遭受无法摆脱的难以忍受的剧烈痛苦。安乐死是以帮助患者消除痛苦、提高生命质量为目的，因而这两者缺一不可。

（3）安乐死必须依照有关部门的法定程序来实施。

只有在上述条件都满足的情况下才可以实行安乐死。

二、安乐死的三种方式

1991年6月3日，居住在美国俄勒冈州的妇女詹尼特·阿德金因身患阿尔兹海默症在其丈夫和子女的陪同下，来到密歇根州找到退休医生杰克·克沃尔金，请求他帮助她完成安乐死。安乐死在美国不具有合法性，但是医助自杀在密歇根州未被判定为非法。詹尼特·阿德金和家人一起签署了书面文件并录像为证，此后，他们一家人又用了一个晚上的时间再三权衡和考量这件事。实际上，詹尼特·阿德金的家人希望她改变想法，并为她买好了返程机票，但是詹尼特表现出坚定的决心，家人最终一致支持她。

6月4日下午，詹尼特·阿德金独自找到杰克·克沃尔金，和他开着一辆大篷车来到密歇根州奥克兰县的一家公园里，这里比较安静。他们的大篷车里装着一个铝架子，上面有三瓶静脉注射吊瓶，一条静脉注射的管线连接到詹尼特身上，有一个是詹尼特自己可以控制的开关，这个开关可以让管线里的液体在三个吊瓶之间转换。刚开始进入詹尼特身体里的是盐水，詹尼特自己控制转换后，盐水停止，硫喷妥纳（强力镇静药）开始进入詹尼特的身体，与此同时还会启动一个6秒钟的定时器，这个定时器会激活氯化钾的滴入。硫喷托纳的作用是让詹尼特失去意识，陷入深度睡眠；而氯化钾则会让她真正死亡，詹尼特就好像死于熟睡中的一次无痛苦的心脏病发作。[①]

这个故事非常真实地描述了安乐死的实施过程。除以上方法外，通常帮助完成安乐死的药物还有以下三种：

（1）注射氰化物。在注射催眠剂使患者入眠的情况下，注射氰化物而导致患者死亡。

（2）大剂量注射麻醉剂。通常是指一些会导致窒息的强力镇静药品。

（3）注射凝血剂。

法律规定安乐死有特别的准则，首先，必须满足深度睡眠，无痛无知觉；其次，安乐死必须选择在最短的时间（15秒内），以避免任何意外所造成的痛苦。此外，安乐死还必须考虑家属的情感，如第三种方式，死后表情和生前一样，非常安详，呈睡眠状。

三、安乐死与自杀的区别

安乐死虽然是一种主动结束生命的方式，但和自杀有本质的不同，区别如下：

（1）两者适用对象不同。安乐死的对象是有严格限制的。

（2）安乐死与自杀的目的不尽相同。安乐死的目的是摆脱无法克服的疾病痛苦。自杀的目的则是多种多样的，有的可能是因为其他疾病，有的则可能是因为生活遭遇，还有

---

① 案例引自：王云岭.现代医学与尊严死亡[M].济南：山东人民出版社，2016：162.

的可能是因为经济问题,甚至可能是为了逃避惩罚或法律制裁。

(3)安乐死与自杀的程序不一样。在现代社会,安乐死必须依照法定程序实施,否则,就是一种故意杀人。

(4)安乐死与自杀的方式也不一样。安乐死的方式必须是仁慈和无痛的。

四、安乐死与安宁疗护的区别

安宁疗护,是指对临终病人的家属提供姑息性和支持性的医疗措施。安宁疗护与安乐死的区别主要在于,安宁疗护关注护理而非治疗,安宁疗护是运用现代医疗技术和药物来最大限度地减轻或解除临终患者躯体上的痛苦,并为患者及其家属提供心理、伦理等多方面的支持和服务,安乐死主要是面对濒临死亡或无法医治的患者,他们遭受着精神和躯体的极度痛苦,在他们本人提出要求后,经医生确认和相关部门认可后,采用医学方法使他们无痛苦的死亡。安宁疗护重在对临终病人及其家属提供非治疗性的延续性、支持性医疗措施;而安乐死则重在帮助饱受疾病折磨而又濒临死亡或无法治愈的病患解脱生命,解脱痛苦。

五、安乐死的中国案例

案例1　中国首例安乐死

1986年6月23日,陕西汉中54岁的妇女夏素文因患肝硬化、脑干综合症住进汉中市传染病医院。住院后患者出现烦躁不安症状,时发惊叫,经安定处理后入睡。患者儿子王明成在得知自己母亲无法康复后,向该院院长请求早点让其母亲咽气,以免除其母的痛苦,遭到院长拒绝。随后,王明成与夏素文的小女儿又转而向住院部肝炎部主任浦连升提出同样的要求,开始浦连升不同意,但由于王明成跪倒在地,苦苦哀求,浦连升同意了,但必须是王明成签名,表示后果与医院、医生无关才可以做。王明成表示愿意承担一切责任。蒲连升开具处方,为患者注射两支复方冬眠灵,6月29日5:00时,患者在汉中抢救室死去。此后,患者家属因争家产而发生纠纷,夏素文的另外两个女儿告发此事,蒲连升和王明成被当地公安机关收容审查,检察机关介入,两人被逮捕并被提起公诉。1988年,汉中市法院受理此案。1991年法院做出一审判决,蒲连升和王明成不构成犯罪。1992年二审维持原判。

案例2　安乐死家属被判刑三年

1994年9月8日,河南宁陵县农民刘河波的妻子吴秀云患肝癌疼痛难忍,吴秀云要求刘河波协助她安乐死并写下了遗嘱。据刘河波说,他拗不过妻子的请求,不忍看着妻子继续忍受病魔的折磨,于是给吴秀云喝了半杯"1605"农药,导致吴秀云死亡。很快,刘河波被吴秀云的娘家人告上法庭,法庭经过调查,确认刘河波是出于安乐死的动机帮助妻子自杀,但是按照现行法律,刘河波仍被按故意杀人罪论处,判有期徒刑三年。

案例3　见诸报端的安乐死人物

1991年2月2日《北京日报》第六版报道了北京某科学院计算中心副主任周听英因乳腺癌全身扩散,要求安乐死的新闻。1985年,56岁的周听英被确诊患乳腺癌,医院为她做了手术。1989 年秋天,癌症复发并扩散转移,她不得已又住进了医院。面临死亡的挑战,周听英对癌症和生死的理解不同于一般人,她在患癌后多次和她丈夫及同事交谈关于对癌症的心理准备,她说:"如果治不了,我认为安乐死是一种很好的解脱。"

1989 年 12 月,周听英再次住进医院,她非常配合治疗,为她治疗的是一位肿瘤科乳腺癌治疗专家,医生团队为她制定了完善的治疗方案,使用了当时国内最好的药物,但是效果不佳。周听英逐渐出现口腔溃烂、鼻腔出血、吐血以及全身衰竭症状,且伴有全身疼痛,癌症出现骨转移。周听英意识到病症已经不治,她要求撤除对她的治疗,她还正式向医院党委递交了一份请求安乐死和捐献遗体的报告,她请停止为她用药,并拒绝输血,不希望自己再浪费任何医疗资源。她给她的丈夫写信说:"这次癌症复发,如果确实不行了,我准备安乐死……必要时请一定满足我的这一愿望。"1990 年 1 月,周听英的病情急剧恶化,癌症广泛转移到淋巴结、脊椎、骨盆、肺脏及心包,此时其癌症已不可逆,周听英坚决要求安乐死,医院和其家属同意了她最后的要求。在最后的时刻,周听英与身边子女做了交代,并与丈夫紧紧拥抱,5 分钟后,周听英的手慢慢滑落,呼吸、心跳停止,完成了安乐死的愿望。① 1991 年 5 月邓颖超看到了周听英的材料后,写了下面一段批语:"周听英同志进行了一次常人所不能进行的对死亡的革命,她是一位真正的唯物主义者……"②

六、关于安乐死的争论

目前在中国,安乐死尚未进入立法程序。对于安乐死,民间的态度也呈矛盾和多样性。2016 年蚌埠医学院对本校 526 名本科医学生进行了关于安乐死的认知和态度调查,结果表明医学生对安乐死的知晓率为 63.9%,被调查者表示对安乐死有所了解,但了解的内容和范围有限;58.7% 的医学生表示在本人面临是否选择安乐死时要视具体情况而定,64.6% 的被调查者在面对亲人选择安乐死时表示不会主动建议,但会支持其决定。反对安乐死的被调查者中,22.4% 认为安乐死属于违法犯罪行为,因此不能实施;41.6% 认为安乐死的实施会成为一种杀人工具;37.8% 认为病人选择安乐死会阻碍医学科学的发展;36.5% 认为安乐死是不尊重生命的表现。③ 据 2014 年的《河南省公众对安乐死的认知、态度及意向调查》的数据显示,75.6% 的被调查者对安乐死有一定了解;有 50.3% 的被调查者赞成安乐死;25.9% 的被调查者不赞成安乐死,23.8% 的被调查者没想过。在 57 名学历为本科以上的被调查者中,有 46 人(80.7%)赞成安乐死;475 名大专及其以下文化程度的被调查者中,仅有 193 人(40.6%)赞成安乐死;在对 19 名医生进行该项调查中,被调查者只有 7 人(36.8%)赞成安乐死。④

在我国,对于终末期病人安乐死的可行性曾进行过激烈的辩论,支持者的理由是:

(1)符合人道主义精神,解除了患者不堪忍受的痛苦。

(2)是对患者的尊重,人有选择死亡的权利。

---

①　转引自:王云岭.现代医学与尊严死亡[M].济南:山东人民出版社,2016:164-165.

②　周启华.我国"安乐死"大事纪要[J].中国医学伦理学,1999(1):51-52.

③　赵龙,杨秀木.医学生对安乐死的认知和态度调查[J].蚌埠医学院学报,2017,42(5):674-680.

④　赵桂增,黄潜海等.河南省公众对安乐死的认知、态度及意向调查[J].医学与社会,2014,287(10):10-12.

（3）让紧缺的医疗资源挽救更多人的生命。

（4）减少亲戚朋友的精神痛苦和经济负担。

（5）可及时捐赠健康器官救助他人的生命。

同样，反对者也提出了充分的论据，他们的理由是：

（1）人的生命高贵神圣，不能轻易放弃。

（2）违背医务人员救死扶伤的职业道德。

（3）安乐死是一种消极对待人生的态度。

（4）安乐死会给不良分子提供犯罪机会。

从国际上看，目前已立法容许安乐死的国家与地区有荷兰、比利时、卢森堡、瑞士和美国的俄勒冈州、华盛顿州和蒙大拿州等少数国家和地区，且有着非常严格的法律规定和程序要求。这说明，国外对安乐死的问题也表现为保持审慎的态度。生命是最宝贵的，对于终末期病人来说，他仍然有不可剥夺的生命的主体性和独立性，他拥有选择死亡的权利，同样也拥有延续生命的权利，在对待尊严死亡的问题上，患者、家属以及医者都应当保持冷静而审慎的态度，不在万不得已的情况下，不应该主动放弃生命。在追求尊严死亡的过程中，安宁疗护要比安乐死更具有实际操作性，不会陷入道德的矛盾和纠结，也可减少现实中人们利用安乐死而进行的责任逃避。

安乐死议题

讨论：对于危重病人，安乐死是必要的吗？你如何看待安乐死？

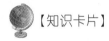【知识卡片】

叙事医学策略

叙事医学（narrative medicine）是指把文学叙事理念和方法应用于医疗实践的医学。叙事医学通过对患者经历、感受、情感的叙述，即对患者的故事进行认知、吸收、阐释、同理，从而进行诊断和治疗的过程。叙事医学的概念和理论是由美国哥伦比亚大学医学院内科医师和临床医学教授 Rita Charon 博士于 2001年首次提出的，他认为，通过叙事，医生可以了解病人内心的伤痛、绝望、希望、道德上的痛苦等，这些因素既可能是疾病的结果，也可能是疾病的原因；病人的叙事提供了一个全方位了解病人疾病的框架，为正确的诊断治疗提供了重要信息。叙事医学认为，应当把"疾病"与"病痛"区分开来，疾病属于医生的客观诊治范畴，而病痛则属于病人的情感世界，从某种程度上说，设备和技术只能解决患者的生理和器官问题，但这仅仅是"患病"的一个方面，还需要解决患者的心理、情感、文化、价值等问题，应把生理上的疾病与社会中的人作为一个整体进行考虑。

叙事医学理论也常用于健康传播领域，特别是在健康传播的一些重要议题中，如医患关系传播、安宁疗护等，能够帮助医患双方更好地相互理解、交流沟通。

本章推荐阅读书目

王云岭.现代医学与尊严死亡[M].济南:山东人民出版社,2016.

本章参考文献

1. 王云岭.现代医学与尊严死亡[M].济南:山东人民出版社,2016.

2.〔美〕罗纳德·M.德沃金.生命的自主权:堕胎、安乐死与个人自由的论辩[M].北京:中国政法大学出版社,2013.

3. 赵龙,杨秀木.医学生对安乐死的认知和态度调查[J].蚌埠医学院学报,2017,42(5).

4. 赵桂增,黄潜海等.河南省公众对安乐死的认知、态度及意向调查[J].医学与社会,2014,27(10).

5. 李惠.生命、心理、情境:中国安乐死研究[M].北京:法律出版社,2011.

本章习题

第十章　健康传播活动的设计与实施

 学习目标

　　通过本章学习,能够根据不同主题的健康传播活动选用恰当的健康传播材料;设计具有针对性的健康传播活动方案;正确选用适合健康传播活动的各类媒体和媒介渠道。

【思考】健康传播的内容怎样表达才能更容易被受众接受?

第一节　健康传播材料的制作

一、什么是健康传播材料?

　　健康传播材料是指用于传播健康信息、知识和技能的材料,是健康信息的载体,也是健康传播的工具。

二、健康传播材料的种类及适应范围

　　健康传播是面向大众传播最新医学成果、健康知识和健康技能的活动,需要借助各类载体承载健康讯息,并通过一定的渠道将这些讯息呈现出来,使大众接受各类健康知识与自我促进技能。常见的健康材料主要有以下几类:

　　(1)印刷材料:包括宣传海报、折页、宣传册、墙报、招贴画、画册、传单、展板、挂图、报刊、书籍等。印刷材料保留时间长,阅读方便,图文并茂,色彩生动,便于接受。如面向个体阅读和观看的画册、折页、小册子、招贴画等;用于组织传播的展板挂图;海报、墙报、传单、报纸、书籍则是面向大众传播时的必备材料。

　　(2)声像材料:电影、电视、录像带、幻灯片、新媒体材料等。声像材料生动,有声音、有画面,声像材料适合人物性、故事性的传播,能够将复杂的事物或道理借助音、像效果,给予形象的解释和讲解,增强了健康知识的易懂性。录像、多媒体视频、承载健康传播知识和内容的电影与电视也可用于面对群体的健康传播活动。

　　(3)实物模具:人体模型、人体器官、标本、其他健康传播活动实物等。实物模具是在

健康传播活动中为传播某一健康主题而使用的辅助说明材料,以提高健康传播活动的可视化程度,增强普通大众对自我身体的了解,提升大众学习健康知识的兴趣。在组织专题讲座、讨论和健康教育培训时,如果使用了恰当的实物模具,并和其他传播材料相配合,传播效果将更显著。

三、健康传播材料制作的原则

健康传播材料是关系到健康传播活动是否成功,能否取得预期传播效果的重要因素,因此,制作健康传播材料应遵循以下原则:

(1)科学性原则:要求材料所呈现的信息应当是准确的、完整的、科学的、全面的。任何不完整的、不准确的信息都将会导致公众认知偏差,偏离了健康传播的初衷。

(2)适应性原则:应当根据不同的传播群体制作不同的健康传播材料,不同的受众群体使用不同的材料。健康传播材料只有适应传播对象接受信息的特点,才能达到预期的传播目标。

(3)贴近性原则:用于健康传播活动的材料应当易于为传播对象所接受,材料所承载的健康讯息、表达方式应贴近人们的实际生活,切中受众关心的实际问题,有的放矢。如果我们制作的传播材料过于专业化、理论性太强,不能被大众理解就无法达到传播目的。

(4)预试验原则:为了保障传播材料的有效性,通常可在大批量制作传播材料前先将设计好的传播材料进行少量的制作,并投入相应的传播活动进行试验,检验已经制作好的材料是否适用我们的传播对象,是否能够被他们理解和接受。检验传播材料可通过吸引性、易读性、个人相关性、可信性、可接受性、实用性和趣味性等维度来评测。

四、健康传播材料的制作要求

健康传播材料主要用于健康传播的实践活动,因此传播者制作的健康传播材料必须符合基本的传播要求和被传播者的接受要求。归纳起来,健康传播材料在制作中首先应满足一些共性的要求:

(1)健康传播材料的形式应具有较强的吸引力:一般情况下,健康讯息的表现形式越突出,越容易受到关注;健康讯息的表现强度越强则越容易受到关注;健康讯息材料的色调,暖色调比冷色调更容易引人关注;对于印刷材料,有插图的更容易被人关注。

(2)健康传播材料应契合受众的心理需求:一般来说,突出传播主题或讯息的异常性会更加激发受众的心理需求;以受众关心的问题为切入点也更容易接近受众的心理需求;具有幽默感、恐惧感和刺激性的讯息设计更容易被受众接受。

健康传播材料中包含的健康讯息应当通俗易懂,既简明扼要,又主题集中明确,具有较强的指导性;传播材料的表达和制作形式应符合当地的文化习俗,以正面传播较好。

五、健康传播材料的制作

第一步对目标人群的特点进行调查。了解目标人群的健康知识水平与传播项目目标之间的差异。

第二步制订材料设计计划。根据传播项目所要传递的健康讯息和目标人群的接受特点，做出健康传播材料的制作计划，包括材料的设计形式、配色方案、图形创意、文字编排等内容。

第三步健康讯息的表达与传播。对于大多数不是医学专业的公众来说，很多医学知识和健康知识晦涩难懂，难于理解；必须把医学或健康科学的专业知识转化为简单明了、通俗易懂、具有指导性和实用性的讯息，才能达到健康传播的目的。因此，健康讯息就是将医学或健康的科学知识通过简单明了、通俗易懂的形式转变成具有一定指导性和实用性的讯息。在健康传播中，对特定人群进行有目的、有计划的设计并传播的一组信息，被称为关键健康讯息。关键健康讯息是特指对于解决某个健康问题或对受众来说最重要、最需要的讯息。传播关键讯息就是为了让目标人群获得行为指导，转变观念和态度，改变行为。

六、关键讯息的设计技巧

(1)用数据说话：如"感染率极高"不如"感染率为 35％"。

(2)简单明了：缩小核心讯息的内涵，使之集中、简明，便于接受。

(3)利用损益原则：对于不健康行为，强调损失的信息更容易让其作出有益于行为的决定，如"吸烟者患肺癌的风险比不吸烟者高 5～10 倍"；对于已经具有健康行为者，强调获益性更有效，如"经常参加体育锻炼会使你的身材越来越好"。

(4)绝对风险、相对风险和具体数量：通常使用相对风险代替绝对风险的描述，比如死亡率由"50％下降到 20％"比"死亡率下降 30％"更容易引人关注。

(5)时限设计：用较长时限的信息更具说服力，如"在你的一生中，如果你对食盐的摄入量不控制在每天低于 6 克，那么你有 409％的可能性会罹患高血压"要优于"你每天盐的摄入量如果不低于 6 克，就会得高血压"。

(6)使用递增格式和使用图表会增加信息的说服力。

(7)针对性技巧：处于不同行为、不同转变阶段的受众，应对其设计不同的、具有针对性的信息。

(8)生动形象技巧：运用修辞手法、改编故事法、编写诗歌和歌谣等易记易懂的语言形式进行传播。

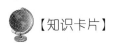【知识卡片】

如何使用手机 APP 进行健康传播

健康传播者通过手机 APP 来进行健康传播，可以让网络受众快速掌握必需的健康知识。为了提高传播效果，健康教育工作者在手机 APP 上开发健康传播材料，应从受众人群、构思主题、框架设置等方面进行。

受众人群：手机 APP 的主要使用人群是中青年人群，特别是青年人群更是离不开手机软件。这两类人群的特点是受教育程度高、工作生活节奏快、行文口语化、接收知识视频图片化、接受和理解知识速度快,获取健康知识主要通过新媒体,因此在运用手机 APP 开发健康传播材料时要考虑到这两类人群的特点。

构思主题:新媒体的受众会在手机 APP 上主动搜索自己关心的内容,这些数据将通过后台快速反馈给健康教育工作者,因此在构思健康传播材料主题时,主题内容应该是受众最关注的。除传统的慢性病防治知识外,最新突发的卫生事件也可以作为主题使用。

在设计手机 APP 传播框架时需要有计算机的树状思维,即以受众关心内容为根,延伸内容为主干,相关内容的表现形式为枝叶,层级分明,与根内容无关的全部剔除。手机 APP 与传统媒体最大的不同是其具有互动性,没有互动的手机 APP 是不会有人长期关注的。在框架设置时一定要有转发、点赞、回复等互动性功能。

健康传播材料只有发挥手机 APP 的框架功能,才能更有效地传播给受众。传统媒体中"内容为王"这一信条并不过时,在新媒体时代更为重要,只有好的内容才会留住受众,才会提高受众对传播健康材料的手机 APP 的关注度。好的内容在手机 APP 上的体现,应该分为内容策划和内容把关两个部分。手机 APP 的受众时间碎片化、使用娱乐化与识图化,因而一般不会花很长时间和精力看 APP 上的内容。因此,健康传播材料的文字内容要简短、准确、精炼,10～20 个字说明一个问题,需要大量文字表达的内容可以用图表、绘图、视频来解释。文字表达、图表、绘图、视频的形式需要娱乐化、轻松化。文字表达最好用当下流行的语言或网络流行的文体,如"甄嬛体"、"元芳体"、"凡客体"等,给受众直观感受。视频长度一般以 15～30 秒为宜,解说语速快、幽默,表达内容简练、准确。

健康传播者要做好手机 APP 上内容的把关人。新媒体的把关人除了内容审核外,还应具有服务受众和引导受众的责任。

健康传播材料要提供给受众最关心的内容和有用信息,在互动问答时尽量做到及时回答、有问必答,引导受众去伪存真,再通过受众转发实现多次传播,避免谣言传播误导一般受众。

在手机 APP 开发的健康传播材料设计中,除了要符合基本的美学构成要求和视觉规律外,还需要考虑迎合人们休闲娱乐时间碎片化的需求;满足随时随地的互动性表达、娱乐与信息说明需要,媒体传播的诉求方面应走向个性表达与交流阶段;人们使用新媒体的目的性与选择的主动性更强。这三个新媒体的重要特点和手机 APP 的限制指标,说明健康教育工作者在开发健康传播材料时需要了解,发挥手机 APP 的优势,而不是做成电子化纸质宣传品。

色系对人的心理是有影响的。一般来说,红色象征热情、危险;橙色象征温暖、快乐;黄色象征光明、活力;绿色象征新鲜;蓝色象征自由、冷静。在使用习惯上蓝色代表医学、绿色代表健康。在手机 APP 上开发的健康传播材料,整体颜色可选择蓝色、绿色等,细节内容上可根据需要使用红色、黄色、橙色等鲜艳、醒目的颜色。

手机 APP 上具有互动功能,受众与健康传播者互动,可以准确得到自己想了解的健康知识。健康传播者也可以准确了解受众需求,及时调整手机 APP 上的健康传播内容。健康传播材料通过受众转载、转发增加关注度,通过分享"最大化地增进公众的健康福利",改变了单一传播模式,覆盖了大多数受众人群。

健康传播方式与媒介

第二节　健康传播活动方案的策划和实施

健康传播活动是以传播健康信息、倡导健康生活方式、营造有益健康的社会氛围为主旨的传播活动。

【思考】怎样才能完成一次成功的健康传播活动?

一、健康传播活动的策划

目前,健康传播活动主要是由健康教育机构、疾控中心、医疗机构等组织开展。为了达到良好的健康传播效果,健康传播活动的策划就显得非常重要。健康传播活动的策划包括:

(1)主题策划。健康传播的主题选择因当根据人群疾病发生的现状、规模、趋势以及健康知识、健康素养普及的状况而定。传播主题通常可以结合世界卫生组织多种疾病与健康纪念日主题和地区健康促进的需要来确定。

(2)健康传播人群策划。不同的传播主题应明确锁定相应的传播对象,强化传播效果。比如,高血压健康传播应主要针对高血压患者和具有高血压患病风险的人群。

(3)传播内容策划。当传播主题与传播对象明确后,应根据以上两者进行传播内容即健康讯息和关键讯息的策划。传播内容策划包括讯息内容设计、表达方式策划(如采用平行叙事法还是故事改编法,是谚语叙述还是通俗诗歌表达等)、内容依托的媒介策划(是小画册还是用折页,是平面海报还是霓虹灯招贴画等)。

(4)传播场所策划。健康传播的场所有一定的特殊性,它应具有被关注性、人流量较大性、开放和包容性等特点。因此,学校、社区、超市、办公场所、公共车站、人流密集的广场都较适合作为传播场所。健康传播活动场所应根据传播主题、传播对象以及讯息内容选择适宜的场所,达到事半功倍的效果。

(5)传播媒介策划。在健康传播活动中,媒介组合非常重要。通常健康传播活动往往不是只通过一种媒介形式完成,而是多种媒介相互配合。平面媒体适合老年人阅读和面对面传播,电子媒体适合低文化程度的传播对象,新媒体更适合用年轻人。超市传播更适合用平面媒体和电子媒体,广场传播则可以依赖大屏幕电子媒体,社区传播更适用宣传栏、宣传橱窗和讲座传播等。传播讯息内容需要根据讯息发布的对象和场所设计出媒介组合方案。

（6）活动方案策划。设计出一系列围绕传播主题开展的传播活动方式,例如,义诊、分发健康传播资料、健康讲座、展示健康讯息的展板、组织传播健康知识的文艺活动、在大众传播媒体上或新媒体上设置连续的传播议程等。

二、健康传播活动的实施

（1）制订实施计划。
（2）准备好充足的人力和所需的各种传播物质资源。
（3）落实传播场所。
（4）按策划方案和实施计划组织活动实施。
（5）进行效果评估和总结。

三、健康传播活动中的传播方式和媒介

健康传播由于主题和传播对象的差异,需要采用不同的传播方式,主要包括人际传播、组织传播和大众传播。

（1）人际传播:指个人与个人之间的信息交流。健康传播中医生与患者的交流、健康传播者面对社区民众的健康讲座、医院等卫生机构内专家举行健康报告、面对面的健康咨询都是人际传播方式。

（2）组织传播:组织成员之间、组织内部机构之间的信息交流和沟通。如社区内的健康传播、学校内的健康传播、工作场所内的健康传播等都可以看作是组织传播。

（3）大众传播:运用大众传播媒体面向大众所作的传播。报刊、电视、广播、网络、手机、自媒体等都已成为大众传播重要的传播媒介。相对于人际传播和组织传播,大众传播由于受众面广、传播速度快、传播范围大,能够营造和构建强大的传播氛围,传播影响力强。

案例回放　全民健康
生活方式行动

本章推荐阅读

田向阳.健康传播理论与实用方法[M].北京:人民卫生出版社,2017.

本章参考文献

1. 田向阳.健康传播理论与实用方法[M].北京:人民卫生出版社,2017.

2. 田向阳,程玉兰.健康教育与健康促进基本理论与实践[M].北京:人民卫生出版社,2016.

3. 田向阳.健康传播学[M].北京:人民卫生出版社,2017.

本章习题

第十一章　健康传播的理论资源

 学习目标

　　通过本章学习,了解健康传播的理论资源和理论框架。深刻理解健康信念模式、理性行动理论等观点对促进个体健康的积极意义;学习议程设置理论、使用与满足理论、创新的扩散等理论模式在健康传播实践中的运用。

第一节　面向个体的健康促进理论

　　【思考】如何能提高个人的健康意识,促进个人的健康行为?

一、健康信念模型

　　健康信念模式(The Health Belief Model,HBM)是运用社会心理学方法解释健康相关行为的理论模式。健康信念模式认为:人的知觉、态度和信念将影响人们要采取某种促进健康行为或戒除某种危害健康行为。这是最早运用于个体健康行为解释和预测的一个理论模型。健康信念模型是用来理解人们接受预防性健康服务的原因及人们支持或不支持其他类型的健康保健疗法的原因。

　　健康信念模式由 Hochbaum Rosenstock 和 Kegels 于 1952 年在研究人的健康行为与其健康信念之间的关系后提出的,后经 Backer 等社会心理学家的修订得以逐步完善。

　　健康信念模式的基本内容与结构(见图 11-1 和图 11-2)如下:

　　1. 感知到威胁

　　(1)感知到易感性,即个体认为不健康行为给他带来的总体危害,以及该行为导致其自身出现疾病的概率和可能性。

　　(2)感知到严重性,即个体感知到的行为改变可能带来的身体、心理和金钱方面的不良影响。

　　2. 期望

　　(1)感知到益处,即个体对改变不良行为所带来的好处的认识和评价,如维护健康或改善健康状况。

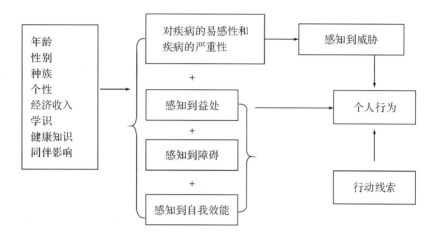

图 11-1　健康信念模式的组成部分及相关联系

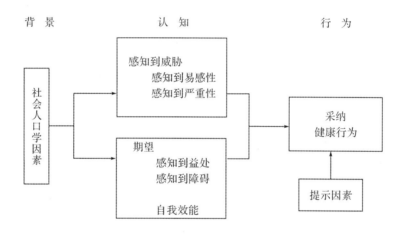

图 11-2　健康信念模式的框架

(Rosenstock, Strecher & Becker 1994)

（2）感知到障碍，即个体对采纳行为可能面临的困难的主观判断，包括身体、心理、经济、时间花费上的各种障碍。

3．自我效能

自我效能指个体对自己能力的评价和判断，即是否相信自己有能力控制内、外因素而成功采纳健康行为，并取得期望结果。

4．行为线索

行为线索指的是诱使健康行为发生的因素。如自身躯体症状，家人、亲友、同事患病，大众媒介的信息，医生的建议，他人的劝告等。

5．社会人口学因素及其他因素

年龄、性别、种族、个性、经济收入、学识、同伴影响、健康知识等因素同样会对健康行为的取舍产生影响

　　健康信念模式理论可应用在:慢性疾病的预防:Ⅱ型糖尿病、高血压预防;遵医嘱治疗行为:肺结核服药依从性;不良行为干预:戒烟、戒毒;性健康促进,尤其是安全性行为方面;重要事件负性情绪干预;精神疾病康复;体育锻炼行为;青少年健康行为养成;调整不良饮食;健康体检等健康传播活动中。

　　健康信念模式广泛应用于决定健康信念和健康行为之间的关系和知会干预。如健康信念模式预测说,如果女性感觉自己患了乳腺癌,认为乳腺癌是一种严重的疾病,认为监测的障碍少于感知的益处,有较高的自我效能去接受乳腺 X 光摄影检查术,并且接受行为线索,她们就更有可能会接受乳腺 X 光摄影检查术监测的建议。

　　又如,健康信念模式假设保护人们远离艾滋病的行为决策是感知疾病感染危险、感知疾病严重性及具体的艾滋病防御行为益处和障碍观念的功能之一,那么自我效能是安全套使用或安全性行为的一项重要指标。自我效能的显著指标是安全套使用的增加、性伴侣数量的减少以及性接触数量的降低。

　　因此,健康信念模式理论揭示了当感知到行为转变的好处大于坏处或障碍时,行为的转变将成为可能;否则个体则可能依旧维持原有的不健康行为。

二、理性行动理论和计划行为理论

　　理性行为理论(Theory of Reasoned Action)又译作"理性行动理论",是由美国学者菲什拜因(Fishbein)和阿耶兹(Ajzen)于 1975 年提出的,主要用于分析态度如何有意识地影响个体行为,关注基于认知信息的态度形成过程。其基本假设认为,人是有理性的,在做出某一行为前会综合各种信息来考虑自身行为的意义和后果。

　　该理论认为个体的行为在某种程度上可以由行为意向合理地推断,而个体的行为意向又是由对行为的态度和主观准则决定的。理性行为理论是一个通用模型,它提出任何因素只能通过态度和主观准则来间接地影响行为,这使得人们对行为的合理产生有了一个清晰的认识。该理论有一个重要的隐含假设,即人有完全控制自己行为的能力。

　　计划行为理论(Theory of Planned Behavior)是由多属性态度理论与理性行为理论结合发展出来的。由于理性行为理论假设行为的发生,皆能够由个人的意志所控制;可是实际的情况下,个人对行为意志的控制往往受到许多其他的因素干扰,因而大大降低了理性行为理论对个人行为的解释力。因此,Ajzen 便将理性行为理论加以延伸,提出计划行为理论,期望能够对个人行为的预测及解释更具适当性。

　　理性行为理论认为行为最重要的决定因素是行为意图。个体行为意图会直接影响他们对进行一种行为的态度和他们自身与行为相关的主体准则。计划行为理论在行为上增加了感知的控制,考虑了个体可能不能完成对行为控制的情景。理性行为理论假定行为的最重要、最直接决定因素是行为意图,那么行为方面上的成功就取决于行为处于自我意志力控制的程度。

　　健康信念模式、理性行为理论和计划行为理论都揭示了,只要提升人们的健康信念,提高人们对健康行为带来益处的认知,人们就会积极改变态度,主动采取健康的行为。人是具有主动采取健康行为的能力的,这些理论模式充分显示了对个体健康促进的可能性和必要性(见图 11-3)。

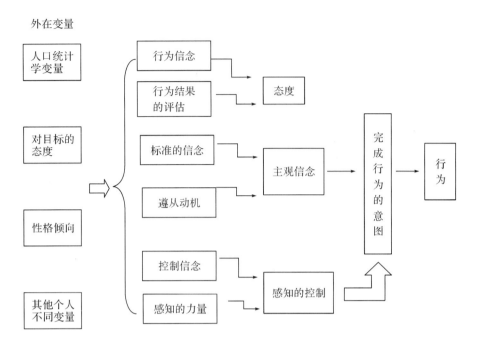

图 11-3　理性行动理论和计划行为理论

理论实践案例　健康信念模式在高血压患者减盐行为中运用[①]

　　根据健康信念模式理论,对高血压患者的减盐行为影响因素分成 6 个部分来进行分析,分别是:严重性、易感性、行为益处、行为障碍、自我效能及提示因素。在运用健康信念模式理论进行传播减盐健康知识、劝导使用限盐勺、"小手拉大手"学校活动等系列健康传播实践活动后,发现在感知的严重性上,绝大多数高血压患者认为高盐饮食会导致"血压升高","盐吃多了容易引起别的病(如血管硬化)"。在感知的易感性上,大部分高血压患者都知道高盐饮食容易导致高血压,有些居民则只是笼统地知道高盐饮食不好,认为"吃盐多等于慢性自杀"。在行为益处上,大多数高血压患者认为少吃盐有利于降低高血压,还有少部分知道少吃盐有益于心脑血管。大部分高血压患者认为减盐没有困难,绝大多数高血压患者均表示家里做饭已经减少了放盐量;而影响高血压患者减盐行为的障碍因素有:①低钠盐价格高,不方便购买,所以绝大多数人仍会购买普通盐;②长期以来形成的重口味难以更改;③限盐勺太小,不便使用。因此,加强对低钠盐的宣传,提高普及性;加强卫生机构在公共场所进行减盐传播,对农村居民则应使用图多、生动的减盐宣传材料进行健康传播。

---

　　①　本案例参考:张章、朱小柔等.运用健康信念模式性分析高血压患者的减盐影响因素[J].中国健康教育,2018.6:529-531.

第二节　人际间健康促进理论

【思考】个体的健康意识是如何受到旁人和社会的影响的?

一、社会认知理论

社会认知理论是重视人和环境相互作用的交互决定论。社会认知理论指出人类行为是个体行为和环境影响相互作用的动态产物。它的重点是人具有为自己既定目的改变或创造环境的能力。社会认知理论的核心概念包括:行为的心理因素、观察学习、行为的环境决定因素、自我规范、道德滑坡。比如说观察学习理论,通常一个人的观察学习行为包括注意、记忆、行为和动机。不同因素在不同阶段中扮演着不同的角色。如家庭、同辈群体和媒体决定了个体能够观察到什么样的行为,许多研究表明,观察者最经常学习与自己相近的榜样,使得同辈群体成为一个公认的学习群体。自我效能感是指人们对自己影响生活中事物能力的信念。社会认知理论强调,人类有能力为了一个重要的、长期的正面结果忍受短期的负面后果,自我控制能力并不取决于一个个体的意志力,而是取决于自制力。社会认知理论认为增加自我效能感有 4 种主要方式:①掌握经验;②社会模仿;③增强身体和心理状态;④言语说服。社会认知理论可以为医学和公共健康的许多实际问题设计干预措施。比如,在芬兰,北卡累利阿区的人们跟随新闻和公共事务节目去学习戒烟、减肥或保持体重、控制血压,这就是著名的"北卡累利阿方案"。又比如,明尼苏达州心脏健康项目,目标是青年人,用同辈榜样和有利环境改变等干预措施在学校实施了两年后,明尼苏达州和北达科他州使用了干预措施的高三学生明显比其他学生少吸烟,且更倾向于吃健康食品,更多参加体育活动。另外,同伴榜样和基于社会认知理论建立的社会网络与改善的医疗服务相结合,已经运用于增加西班牙女性癌症的检查中。

二、社会网络和社会支持理论

社会支持是社会关系的实际作用,这种作用可以归纳为 4 种支持行为类型:第一,感情支持,如同情、爱、信任和关心;第二,实质性帮助,如通过提供实际的帮助和服务来直接帮助需要的人;第三,信息帮助,提供可以帮助人们解决问题的建议、意见和信息;第四,评价帮助,指提供自我评价所需的信息,换句话说,即建设性的反馈和肯定。对于这 4 种社会支持,虽然在概念上可以区分,但在实践中,并不能做到完全界限分明,可能提供一种支持时经常也会提供其他种类的支持。

社会网络是指人们之间的关系,他们提供或不提供支持,并具有其他的作用。社会网络具有互惠性、复合性、正式性、同质性、方向性的特征,社会网络提供情感的亲密性。社会网络成员通常是彼此认识并有接触,并且社会网络成员居住在离中心人比较近的地方。

为了满足人类对伙伴关系、亲密感、归属感和价值感的需求,社会网络和社会支持会提高幸福感和健康水平。社会网络和社会支持能够提高个体能力,建立新的社会关系和得到更多的信息来认识和解决问题。如果社会支持能够帮助减少不确定性和不可预测性，为达到预期好结果提供帮助，个体对特定情境的控制能力和对生活的主动能力就会增强。象征互动论指出人类行为建立在对事件的认识上，就是源于人们的社会交往。个体和社会两个层面的资源对健康提升有直接影响，也会通过释放压力，减少健康方面的负面作用。当一个个体有压力时，提供给个体的社会资源将会增加这个个体解决或应对压力的可能性，将减少短期和长期对其健康的影响。这个效果叫做"缓冲效应"，它表明社会网络和社会支持是如何影响应对过程和缓冲压力对健康的作用。比如一个提供新工作信息的社会网络可能会减少人们经历长时间失业痛苦的可能性，通过社会网络内的人际交流，个体的健康行为会得到支持。

哮喘是儿童时期最常有的慢性病，室内空气质量是诱发哮喘发展和恶化的主要因素，西雅图金县的家庭计划就是通过减少房屋中的过敏源和刺激性物质，来改善低收入家庭儿童与哮喘相关的健康状况。公共卫生工作者对每个家庭采用关心和情感移入的方法，他们提供有帮助的信息和情感支持，告诉家庭成员房间中多种引发哮喘的物质和如何最好地减少这些物质的方法，帮助他们进行清洁。公共卫生工作者对每个家庭的关心是每个家庭最重要的社会支持。

三、社区联盟行为理论

社区联盟行为理论描述了联盟的发展、运作、合作的阶段，以及增强社区能力并促进社区变化，从而产生提高社区能力及改善健康社会效益的变革。比如，在阿巴拉契亚农村地区直肠癌患病率比美国大部分地区要高得多，社区癌症联盟经常鼓励人们进行癌症筛查，发起提高健康意识的运动，向公众分发教育资料，武装内部成员，使其有能力成为推动防治癌症的创新策略的扩散者。

社会认知理论

社会认知理论、社会网络和社会支持理论及社区联盟行为理论显示了人际环境对个体健康的重要影响。

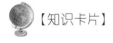【知识卡片】

组织分阶段改变理论及其运用[①]

组织分阶段改变理论是指组织变化要经过一系列的阶段，在不同阶段匹配不同的改变策略。最简单的改变过程有四个阶段：①问题知觉阶段；②行动启动采纳阶段；③实施阶段，主要指组织行为改变全面铺开，需要提供必要的技术帮助并进行训练；④定型化阶段，如果组织改变是完全的，一个全新的解决方案就形成了。

---

① 杨廷忠.健康研究:社会行为理论与方法[M].2版.北京:人民卫生出版社:114.

比如,在工作场所实行禁烟。首先在公司建立一个由吸烟者和不吸烟者组成的代表委员会,委员会首先对工作场所吸烟情况、人们的需求和可以实施的控烟方法进行分析,在此基础上由高级经理提出禁烟方案,包括公司限制吸烟的措施(行动启动),随后而来的是实施阶段,所要做的是贯彻落实、必要的培训和领头人的培养鼓励措施等,持续一段时间后,公司管理者通过总结可以提出长远的继续禁烟政策。

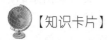【知识卡片】

同伴教育策略

同伴是指年龄相近、具有相同或相似背景、相似生活状况或拥有共同语言,因某些需要共同面对的疾病问题而聚合在一起的人们。由于在这种情境下的同伴有相同或相似的目标,因此同伴们通常会互相分享相关疾病的患病体验、治疗信息和情感安慰。因此,同伴中的信息分享更容易被接受和应用。在健康传播中,常通过这样的同伴关系设计健康讯息,进行小组分享,或者培养同伴中接受能力较强的人作为同伴中的意见领袖,给予信息的扩散,使健康信息的接收人群更广、传播效果更好。

第三节　大众媒介的健康传播理论

【思考】大众传播媒介是怎样进行健康传播的?

在健康传播中,传播什么,怎么传播,一些重要的健康议题、健康信息和健康知识需要运用怎样的方式传播给社会大众? 有哪些理论模式可以为健康传播行为提供支持? 本节将学习议程设置理论、使用与满足理论和创新的扩散理论的主要观点及其在媒介健康传播中的运用。

一、议程设置理论

1. 什么是议程设置理论

议程设置理论由美国传播学者马克斯韦·麦库姆斯和唐纳德·肖通过实证性研究,于 1972 年最先提出,1993 年两人对这一理论又做了进一步的完善。正如麦库姆斯和肖所言:"议程设置是一个过程,它既能影响人们思考些什么问题,也能影响人们怎样思考。"

早期的议程设置理论揭示了新闻传播与总统大选之间的关系,是关于传播效果研究的重要理论,他们认为媒介议程影响公众议程,体现了媒介传播对人们的社会生活的重要影响。议程设置的概念认为,一个议题在媒介中的显著程度将决定它在公众心目中的重要程度。它意味着议程设置理论不仅关注媒介强调了哪些议题,而且还关注这些议题是怎样被表达的。1986—1989 年,美国公众舆论的调查显示,美国公民越来越关注国内的毒品问题,因为在这一时期媒体发布了布什政府宣布发起"禁毒之战"的计划,报刊上关于禁毒的报道也大大增加;但是实际上这一时期非法使用毒品人数的比例却在稳步下降。可见媒体报道毒品现状的速度明显滞后于社会现实,但由于毒品问题已成为媒介重要议题,因而也直接影响到公众的关注度。这一现象正是对议程设置理论的现实印证。议程设置理论的提出者麦库姆斯、肖认为,信息对个人的相关性越大和有关对象消息的不确定程度越高,人们的导向需求就越高,那么媒介议程设置的效果影响就越大。

在一个特定议题上,公众直接经验越少,他们为了得到这一方面的信息就会越依赖新闻媒介。有些议题,如失业,公众可以亲身体验,这样的议题就称为强制性接触问题;而有些议题,如污染,公众不能直接体验,就称为非强制性接触问题。传播学者研究表明,对非强制性接触议题的报道可能会产生议程设置效果,而对强制性接触议题的报道则可能没有效果。

传播学者的研究表明,具体议题的议程设置要比抽象议题的议程设置更有效果。抽象议题是指一个议题难以理解或难以感受,比如,政府财政赤字和核军备竞赛,能源危机和滥用毒品,在这两组议题中,政府财政赤字和核军备竞赛是抽象议题,而能源危机和滥用毒品是具体议题。研究显示,对于具体议题,媒介和公众议程之间存在显著关系,但在抽象议题上,则不相关。研究显示,对于抽象议题,媒介可能不具备设置议程的能力。[1]

传播学者的研究还表明,应将媒介议程、公众议程和政策议程三者的互动,视为一个完整的议程设置过程。媒介议程影响公众议程,已经成为共识;公众议程有可能影响政府政策议程。在西方,媒介议程对政府政策议程有较为直接的影响;在我国,政府政策议程对媒介议程的影响则更突出一些。

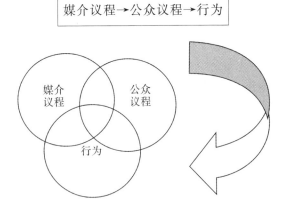

媒介议程→公众议程→行为

图 11-3　议程设置理论

　①　沃纳·赛佛林等.传播理论:起源、方法与运用[M].北京:华夏出版社,2002:245-267.

2. 议程设置理论在健康传播中的运用

学者们对美国 1981—1988 年各种全国性媒体对艾滋病的报道进行了研究,发现媒介呈现艾滋病议题分为四个时期:初始时期、科学时期、人性化时期以及政治时期。这四个时期,媒介传播的主题和效果也是不一样的。

在初始时期,艾滋病议题没有受到重视,科学议程与艾滋病病例对媒介议程仅有轻微影响。

在科学时期,有关艾滋病传染的信息成了报道的主要内容,科学界是主要的消息来源,媒介议程影响了民调议程。

到了人性化时期,媒体倾向以人性化的方式报道艾滋病病例的个案,如篮球明星约翰逊感染艾滋病事件,媒介议程与民调议程相互影响,互为因果。

在政治时期,有关艾滋病的各种争议,特别是公共政策方面的争议成为媒体的报道方向,包括强制检测、艾滋病患者人权问题等,媒介议程、科学议程促进了政治议程。

美国于 1981 年发现了首例艾滋病病人,艾滋病并没有很快进入政策议程和媒介议程,4 年之后,大约 2 万人死于艾滋病后,艾滋病才进入媒介议程,《纽约时报》才开始报道艾滋病。这主要是由于艾滋病初期的流行状况被一些政府官员忽视以及人们对同性恋的偏见,因此在较长的一段时间里,艾滋病并没有成为媒介和民众关注的议程。

1985 年,美国六大主要全国性媒体关于艾滋病的报道数量突然增加了十倍,从之前一个月的平均 14 篇,增加到平均每月 143 篇。

艾滋病在进入媒介议程后,也经历了几个不同的阶段:

第一阶段:打破媒介沉默。从 20 世纪 80 年代中期开始,媒介关于艾滋病的报道增多,并且对艾滋病议题建构的方式也开始有所改变。媒介逐渐通过报道具体的艾滋病感染者来关注艾滋病的流行。艾滋病议题也随之进入公众议题,并要求政策制定者加以重视。到 1986 年,在全国性的民调中,艾滋病已经成为美国面临的最严重的健康问题。在这一阶段的媒介报道中,两个特殊的艾滋病病例的报道是美国艾滋病健康促进运动的转折点。一例是著名电影演员 Rock Hudson 死于艾滋病;他是同性恋者,在去世十周前,消瘦、面颊干瘪的 Rock Hudson 在巴黎里兹饭店晕倒,形象被曝光。另一例是 12 岁的血友病患者 Ryan White,因为使用血液制品被感染艾滋病病毒,而被拒绝进入公立学校。在 18 个月中,Ryan White 上全国电视网 40 次,成为美国艾滋病的公众人物,当地报纸把他作为封面男孩,并因他而颁布了 Ryan White CARE。Ryan White(1990 年去世)成为公众同情的焦点人物。由于这两个事件,六大新闻媒介对艾滋病的报道频率从每月 4 篇增加到每月平均 5 篇,并在 1985 年的秋季关于艾滋病的报道达到顶峰。几乎与此同时,95％的美国成年人知道了什么是艾滋病,并了解了该病的传染途径。

第二阶段:进入政策议程。当媒介对艾滋病议题的报道达到一定数量后,民众开始关心艾滋病问题,政府加大对艾滋病的预防、治疗和研究的投入。1986 年 10 月 22 日发表的《外科总医师关于艾滋病的报告》是第一篇关于艾滋病的实质性报道,作者是当时里根政府的一员。这篇 36 页的报告号召对儿童进行艾滋病教育,提倡广泛使用安全套,并指出任何形式的隔离与强制性认定对控制疾病的流行都是没有用的。从此,政府开始加大对艾滋病预防、治疗和研究的拨款,到 2000 年美国政府对艾滋病的拨款累计已达到 100

亿美元。

第三阶段:采用名人效应,加快议程设置。1991年11月7日,号称"魔术师"的美国著名职业篮球明星约翰逊公开宣布他感染了艾滋病病毒。约翰逊声称,在NBA巡回赛的旅途中,他与很多女性发生过性行为,不知道是被谁感染的。11月8日,《纽约时报》大篇幅地报道了约翰逊患病的消息,在短短的几天里,几乎所有的美国人都知道了这一消息。约翰逊发表声明的第二天,美国政府设立的艾滋病咨询电话接到了118124个咨询电话,在此后的60天中共接到170万个咨询电话,很多人都询问在哪里可以进行艾滋病病毒检测。表明约翰逊公开自己艾滋病病毒感染促进了公众议程设置进程,魔术师成为艾滋病问题的公共代言人。

1996年,《哥伦比亚新闻学评论》发表了凯瑟家庭基金会和普林斯顿调查研究协会对三大广播媒体(ABC、CBS、NBC)、三家全国性报纸《纽约时报》《今日美国》《华盛顿邮报》以及两家地方性报纸在1985—1996年对艾滋病报道的内容分析报告。研究发现,20世纪80年代中晚期,美国媒体对艾滋病的报道侧重于艾滋病的传播途径和预防措施等告知层面,以满足民众对艾滋病预防信息的需求。到1989年,大多数民众已经知道艾滋病的感染途径,所以多数媒体的报道焦点转向检视艾滋病对个人、家庭与特定人群的影响,以继续吸引公众的注意力。20世纪80年代后期,媒介艾滋病议题的报道总量开始下降,随着时间的推移,美国媒体中关于国际艾滋病会议和世界艾滋病日的报道开始增加。近年来,有关国际疫情的报道增多,美国国内的情况相应减少;对受艾滋病影响的群体的描绘也转向了全球视野,对特殊群体如同性恋的关注也大大减少。

议程设置理论

二、使用与满足理论

1.使用与满足理论的基本内涵

使用与满足理论是传播学效果研究的一个著名的理论模式,"使用与满足"研究的是从受众角度出发,通过分析受众的媒介接触动机以及这些接触满足了他们的什么需求,来考察大众传播给人们带来的心理和行为上的效用。它最初的含义是指公众对大众传播媒介的使用是有选择性的。比如有主动使用媒介的,也有被动使用媒介的;有理性的,利用媒介满足自我的特定需要,比如获得信息,寻求知识和帮助等,也有的是为了放松或逃避、消除孤单等的非理性需要的。美国社会学家伊莱休·卡茨在1959年发表的《大众传播调查和通俗文化研究》一文中首次提到使用与满足研究,他认为受众的媒介接触行为是基于社会因素+心理因素+媒介期待,是通过使用媒介来满足某种需求的过程。1973年,卡茨、格里维奇和赫斯从关于大众传播媒介的社会及心理功能的文献中选出35种需求,并把它们分为5大类:分别是认知的需要(获得信息、知识和理解);情感的需要(情绪的、愉悦的、美感的体验);个人整合的需要(加强可信度、信心、稳固性和身份地位);社会整合的需要(加强与家人、朋友等的接触);舒解压力的需要(逃避和转移注意力),并指出受众使用大众传播媒介主要是为了满足这五大类需求。卡茨1974年在其著作《个人对大众传播的运用》中总结了当时使用与满足领域所做的研究,并提出了"使用与满足"理论的基本模式。

"使用与满足"理论模式的基本内涵是:①受众是积极的,是带着意图使用媒介的。②受众选择特定的媒介获取需求的满足,动机和他(她)本身有关。③媒介应满足受众的需要。④人们对如何使用媒介,都有足够的自知之明。⑤受众将需求和特定的媒介或内容联系起来形成的价值判断与使用的媒介无关。

2. 使用与满足理论在健康传播中的运用

人们对使用与满足理论在健康传播领域中的应用缺乏应有的重视,实际上这一理论在健康传播中有着广阔的用武之地。比如,当人们罹患疾病时,在心理上充满了恐惧和无奈,此时最希望获得有效的健康信息和关于治疗办法的资讯,这时他就会主动去寻找能够满足他需要的健康传播。这就要求健康传播应有针对性地满足这一人群的信息需求,比如针对某一类人群,进行某一类健康信息的传播,以满足受众的信息需求。如癌症病人最想了解与自己相关癌症的基本知识、治疗方法和预后状况;高血压病人最想知道科学的降压方式以及吃什么样的降压药既可以降低血压又能够最大限度地的减少药物副作用;有肥胖烦恼的人特别想知道用什么样的方式能够使体重快速回落到理想值而又不反弹。使用与满足理论在健康传播实践中显示,健康传播者首先要了解不同人群的健康信息需求,其次健康传播应针对满足不同人群的健康信息需求进行健康传播;最后还应当针对不同人群的媒介使用习惯进行健康传播。

在传统媒介时代,对于民众的健康信息需求主要通过健康类通俗报刊、电视和广播的健康讲座来满足人们寻求健康信息的需要。由于媒介本身的局限,每一种媒介都只能满足一部分人对健康信息的需求。在新媒体时代,特别是移动媒体时代,通过设立网络健康公众号,就可以随时随地对不同的人群、不同的疾病种类进行分类传播,最大限度地满足公众对健康信息的需求,进而改变公众不健康的行为与态度,促进公众健康行为。例如,微信公众号"丁香"系列,是一个系列的健康传播平台(见图 11-4),它由"丁香园""丁香医

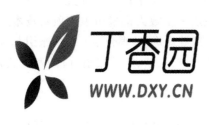
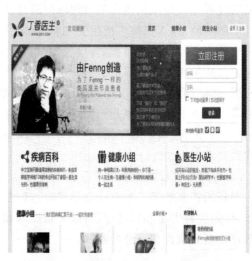

图 11-4　丁香园

生""肿瘤时间""丁香妈妈"等多个微信公众号组成,"丁香园"传播如何寻医问诊、介绍医生、医院的工作流程以及医患关系,如"为啥英美都有'术前检查指南',在中国却是空白""医生都有什么职业病"等;"丁香医生"传播有关各类疾病的医学知识和健康生活方式,如"盐吃多了也会缺钙""还有这 6 个坏习惯也要赶紧改""拉肚子,吃什么药好";"肿瘤时间"是一个比较专业的医学知识传播平台,传播各类肿瘤知识、肿瘤预防办法和治疗手段,如近日"肿瘤时间"中发布的《肺部毛玻璃样变≠肺癌,一文解析你不知道的 GGO》,对近几年患病率居高不下的肺部磨玻璃结节进行健康传播。"肿瘤时间"既可以满足知识层次较高的公众对肿瘤知识的需要,也可以满足患有相关肿瘤的患者了解必要的医学知识,弥补患者与医生之间的信息不对称,在目前肿瘤高发的背景下,非常有必要。丁香系列中的"丁香医生"更是针对一些广为传播的健康谣言进行"靶向传播",直击谣言,粉碎谣言,传播真正的健康知识和信息,引导正确的健康行为。如它们传播的"醋泡花生、洋葱木耳都不能软化血管!有用的措施就 3 条""少吃肉反而老的快! 每天吃多少肉比较好?""什么时候喝牛奶最好?""做好这 5 件事的最佳时间你可别错过"等,用专业的营养学和医学知识对网络流传的醋泡花生、洋葱泡酒降血压、只吃素菜才能健康等网络谣言给予揭穿。

使用与满足理论

三、创新的扩散理论

1. 创新的扩散理论的含义

1962 年,E. M. 罗杰斯(E. M. Rogers)综合了信息流研究成果,以及包括人类学、社会学和乡村农业推广工作等若干领域内的信息流研究,提出创新的扩散理论(见图 11-5)。它是拉扎斯菲尔德两级传播理论的拓展。E. M. 罗杰斯的创新扩散理论认为,创新是指当一个观点、方法或物体被某个人或团体认为是"新的"的时候,就是创新。创新扩散的过程应当是某创新在某时间段内通过特定的沟通渠道在某社会体系成员里传播。当技术创新问世后,在被广泛接受之前,一定会经历这样几个阶段。首先大多数人会从大众媒介信息中知道这些新技术;接着发明会被少数改革者或早期使用者采纳接受。然后,舆论领袖从早期采用者那里了解到这个新事物并开始自己试用;随后舆论领袖发现新技术有用,会鼓励他们的朋友即舆论跟随者使用它;最后大多数人都采用了该项新技术后,部分滞后或后期采用者也开始去使用它。在创新的扩散理论里,媒介主要被用来引起人们对创新的注意,增加对创新的认知。[①] 创新的扩散包括创新、沟通渠道、时间和社会体系四大要素。

2. 创新的扩散理论在健康传播领域的运用

创新的扩散起源于农业社会学,随后,创新扩散的理论在医学领域也得到广泛运用。比如,计划生育方法和保健创新;医学新技术和其他新的医疗观念。在健康传播中,创新扩散理论模式也得到充分的实践。

---

① [美]斯坦利·巴兰,丹尼斯·戴维斯.大众传播理论:基础、争鸣与未来[M].曹书禾,译.北京:清华大学出版社,2004:167-168.

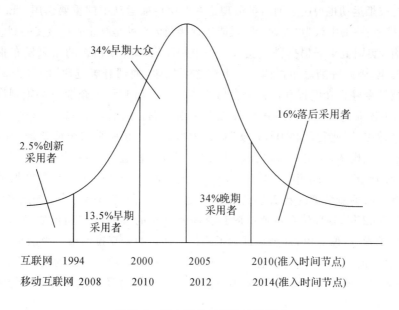

图 11-5　罗杰斯的创新的扩散模型

　　例如,新药的推广。1954 年,美国辉瑞医药公司的市场部委托哥伦比亚大学对其新抗生素——四环素的扩散进行研究。研究发现,1954 年的伊利诺伊州 87％的医生都用过这一药物。研究采访了 125 名全科医生、内科医生和儿科医生,发现他们中 85％的人认为该药物具有潜在意义,而这 125 名医生还建议圈子里另外的 103 名医生使用这一药物。研究还发现,意见领袖们在第 8 个月接受了新药物,在这时,采用此药的数量开始增长。研究又发现,医生们通过下列渠道对这一新药有了更充分的了解:①医药期刊的论文;②医药代表平时会将新药信息传递给医生。这些都让医生能够尽快了解同行对这款新药的评价,帮助医生做出选择。

　　又例如,美国在 20 世纪 80 年代艾滋病快速蔓延时,通过创新扩散模式对遏制艾滋病病毒对人群的传染发挥了重要作用。当时,美国旧金山“遏制艾滋病”运动就是创新扩散理论模式的典型运用。“遏制艾滋病”运动是旧金山一些男性同性恋者发起的、基于扩散模型和社会学家柯特·勒温的小团体策略,即改变团体内人群行为的预防项目。

　　“遏制艾滋病”运动先雇佣了很多男同性恋者,他们中很多人都是 HIV 病毒的携带者,然后通过他们每次召集 10～12 人,召开一些小型会议。这些小型会议一般都在卡斯特罗街道或者旧金山附近男同性恋者聚居的街道附近的民居里举行。每次会议都由一名男同性恋者主持,通常都是病毒携带者,由他介绍 HIV 的传播和安全性爱知识(即使用安全套)。在当时要求男同性恋者在性活动中使用安全套是一个新观点。每次会议结束时,都会要求每个与会人员举手表示对安全性爱的态度以及是否愿意主持下一次的会议。“遏制艾滋病”运动一共通过小型会议培训了 7000 多人,并通过他们影响了旧金山142000 名同性恋者中的 30000 名。据统计:旧金山每年新增的 HIV 感染者从 1983 年的8000 人下降到 1985 年的 650 人,不采取保护措施的肛交行为从 1983 年的 71％下降到1987 年 27％。这项运动从 20 世纪 80 年代初期一直延续到 80 年末。

美国的戒烟运动也说明了创新扩散理论在健康传播运动中的重要作用。E. M 罗杰斯在《创新的扩散》一书中认为"戒烟行为最能体现接受创新就是终止先前接受的观念"①。

1964年,美国卫生署根据科学实验——吸烟对人体造成伤害的结果发布报告,宣布吸烟危害健康,因此香烟盒和香烟广告上都必须加印"抽烟有害健康"的警告。1971年,烟草公司被勒令停止在电视和广播电台做广告。市政府和私人企业也必须划出吸烟区。1980年后,美国航空公司在所有民航飞机上全面禁烟。随后,二手烟危害个人健康的科学证据越来越多,因此餐厅必须划出吸烟区,大多数工作场所采取全面禁烟。1989年,美国加州通过全民投票,决定对每包香烟征收25美分的税金,作为宣传戒烟广告和开设鼓励戒烟课程的经费。1995年,美国新墨西哥州南部的一个名叫拉斯克鲁塞斯的大学城,实施了所有公共场所禁烟的新法令。在当时,这是美国西南部第一个实施禁烟法令的城市。1995—2002年,这项法令迅速扩散到新墨西哥州的其他城市和乡镇,然后推广到了德州的埃尔帕索、拉伯克市,甚至蔓延到了阿拉斯加州的安克拉治市。吸烟是一种易上瘾的行为,在过去的几十年中,美国有过半的吸烟人口戒烟成功。广泛的戒烟运动取得了重大成果,虽然有香烟价格上涨的原因,但更主要的是媒体对吸烟危害健康的传播,以及政府对吸烟场所的限制。②

通过以上四个事例,我们会发现在健康传播领域中,创新的扩散主要借助于以下几个要素完成:①新观念或新药物或新的治疗手段;②勇于变革者或最早接受新观念的人或团体;③传播渠道或传播网络,可以是大众传播媒体,也可以是人际网络;④在一定的社会体系中完成,比如全社会对艾滋病的防治体系、社会对控烟的制度和法律、有相应的管理部门对新药的监管等。

本节主要学习了在利用大众媒介进行健康传播时,可针对传播目的、受众需求和传播内容,运用议程设置理论、使用与满足理论、创新的扩散理论来设计传播方案。除上述理论模式外,我们还可以运用框架理论来传播我们已经确定的健康议题,这一理论现在被广泛地运用到了关于医患关系的健康传播实践中。

健康传播视觉下
的大众传播误区

健康传播可通过人际传播、组织传播和大众媒介传播三种途径实施,比如医生面对患者讲解健康知识、微信朋友圈里的健康信息传播就是人际间的健康传播;医疗卫生组织面对糖尿病患者或普通大众进行的健康教育就是组织传播;报刊、电视上的健康栏目、互联网与移动媒体上健康类公众号都是大众传播媒介上的健康传播。特别是大众传播媒介应主动履行健康传播的社会责任,它具体表现为:①大众传播媒介应当积极满足公民健康知情权,及时传播重大疫情信息和健康信息。②重视公民健康权的平

创新的扩散

等实现,传播正确、科学的医学知识和健康知识,提升公众健康素养,促进公民健康行为;避免传播道听途说、未经科学验证的伪健康信息。③不因政治或经济利益的因素,隐瞒有关的疾病信息,或误导相关的健康信息。

---

①② ［美］E. M. 罗杰斯. 创新的扩散［M］. 辛欣,译. 北京:电子工业出版社,2016:200-201.

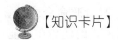【知识卡片】

意见领袖策略

　　意见领袖是健康传播中的重要角色,他主要是指那些人群中首先或善于接受传媒信息并能够将经过自己再加工的信息传播给其他人的人。意见领袖往往具有影响他人态度的能力,他们进入传播过程,可加快传播速度并扩大传播影响。

　　舆论领袖一般颇具人格魅力,具有较强综合能力和较高的社会地位或被认同感。他们在社交场合比较活跃,与受其影响者同处一个团体并有共同爱好,通晓特定问题并乐于接受和传播相关的信息。因此,在健康传播中,发挥意见领袖的作用是人群健康促进的重要策略和举措。

第四节　社会动员理论及其健康传播运用

一、社会动员的内涵及其功能

　　"社会动员"(social mobilization)一词最早由美国政治学家道易治提出,他认为,"社会动员"是指从传统生活方式转向现代生活方式的过程中大多数人所经历的整个转变过程。"社会动员"早期更多地用于政治领域,后被移用在健康传播和健康促进中。社会动员又被称作社会影响或社会发动。联合国儿童基金会把社会动员定义为:一种广泛的、激发公众积极参与并通过自身努力来实现既定发展目标的运动。社会动员的内容和方式、强度与效果,是随着社会的发展而不断变化的。社会动员是组织开展社会实践并推动实践发展的先决条件。社会动员的重要任务就是把各种分散而有限的力量组合起来,促使各种社会力量心往一处想,劲往一处使,实现社会力量的有机整合。[①] 社会动员属于国家基础性权力的重要组成部分,社会动员作为一种国家治理的方式,本质上是政治主体通过有效方式向社会灌输其价值观和目标以实现对其社会成员的组织和发动的过程。在动员实践中,动员主体通过多种方式影响、改变社会成员的态度、价值观和期望,形成一定的思想共识,引导、发动和组织社会成员积极参与社会实践,以实现一定的社会目标。社会动员通过有效地组织群众、发动群众,提升国家社会管控、社会引领能力,整合社会资源,维护社会稳定,增强社会凝聚力和促进社会发展。[②]

　　作为一种国家治理方式,社会动员在改革开放前和改革开放后呈现着明显不同的特

[①]　骆郁廷,陈兴耀.论社会动员中的议题设置[J].中国高校社会科学,2018(3).
[②]　贺治力.国家治理现代化视域下社会动员转型研究[J].湖湘论坛,2018(5):151.

征。改革开放之前的社会动员以思想政治动员为主,是一种自上而下的、行政命令式的、暴风骤雨式的动员,是组织化、规模化的群众运动。这样一种社会动员模式的优势在于能够集中有限资源进行目标实现。但其弊端也较为明显,具体如下。

1. 以思想政治动员为主要内容

中华人民共和国成立以后,中国共产党充分运用革命时期形成的动员优势,在城市和农村开展了广泛而深入的社会动员,这些动员以思想政治领域为主,其主要目的是服务于阶级斗争,巩固政治统治。成立之初,开展了镇压反革命、土地改革和抗美援朝三大社会运动。其中1950年12月至1951年10月开展的镇压反革命运动,通过广泛的宣传和各种形式的会议动员、血泪控诉、群众审判,范围涉及全国几乎所有地区,不仅从基本上肃清国民党残留的反革命势力,还充分发动了群众,树立了中国共产党和新政府的权威,1950年冬至1953年春开展的土地改革运动彻底消灭了封建剥削的土地制度,亿万农民的生产热情得到空前激发,工农联盟的政权得到巩固,中国共产党在农村的执政基础更加牢固。1950—1953年的抗美援朝本身是一场军事战争,但中国共产党通过广泛的社会动员,开展了一场声势浩大、时间长久的抗美援朝爱国教育运动,大力支持了前线作战。通过这场运动,全民族的国家意识空前强烈,爱国热情空前高涨。有学者对1950—1976年的社会动员和群众运动进行统计,发现政治领域的动员占44%,意识形态领域的动员占22.7%。可见,政治和意识形态领域的动员是改革开放前社会动员的主要内容。

2. 以群众运动为基本特征

沿袭着革命战争年代组织群众、发动群众获得成功的政治经验,群众运动成为中华人民共和国成立以后进行经济建设和社会发展的基本方式。

3. 以行政命令为主要方式

20世纪50—70年代的社会动员呈现出行政命令和组织化的特征,被动员者和动员者之间存在着一种隶属性的组织纽带,动员主体不需要征求动员对象的意见,社会动员更像是一种义务和服从。

社会动员作为国家治理的一种重要方式,必须适应现代化发展需要,改革开放后的社会动员更加注重从公民的利益出发,主要通过大众传媒,以情感说服来获得行动支持,并在法治规则下进行社会动员。

社会动员是诉诸利益以驱动行动的过程,只有将动员主体与动员客体的利益紧密联系,揭示、发现并实现动员客体的利益,才能通过示范、说服、教育等动员手段推动集体的共同行动,实现动员主体的目的。

马克斯·韦伯(Max Weber)曾提出权威的三种基本形式,即魅力型权威、传统型权威和法理型权威。其中,魅力型权威建立在统治者个人魅力的基础之上,如天赋神权、超凡能力等;传统型权威建立在习惯和传统上,如家长制、世袭制、封建制等;法理型权威建立在正式的法治和规则上,是现代行政组织的基石。社会动员不能以个人意志为主导,应当在法治框架内运行,不能逾越公权力的法律界限,确保动员内容的合法化、动员方式的规范化、动员信息的公开化。

随着现代化的快速发展,社会结构日益分化,社会利益主体更加多元,社会治理的难度和复杂性日益增大,仅仅依靠政府力量难以解决社会面临的所有问题。国家治理现代化客观要求治理主体的多元化,政府与单位、企业、社会团体及公民之间互动合作,形成社会治理的网络格局,其中政府起主导作用,引导社会力量参与社会治理。在网络和新媒体快速发展的时代,一些网络意见领袖拥有着动辄上千万的粉丝群体,这些人在互联网上拥有着超强的动员能力,其个人的观点能够影响和左右其他网民的观点、决策。培养一批高质量的网络意见领袖,让主流、权威、真实、可靠的声音占领公众意见市场,对网络舆论实现有效引导社会动员,实际上也是一个调动群体情感的过程,通过鼓舞人心的宣传口号和行动,调动社会群体的心理情绪,并使社会成员之间的情绪互相感染,形成一种群体合力。

二、社会健康动员

1. 社会健康动员的内涵

健康完好是全社会的共同追求,中国政府提出的"健康中国"、"健康中国 2030 规划纲要"是中国社会健康治理的发展目标,因此,要实现这样的社会发展计划,社会健康动员必不可少。社会健康动员是指运用社会动员的策略与方法,激发人们追求健康生活的愿望,采取改善健康的行动,实现社会健康发展目标的过程。[①] 社会健康动员在今天的中国并不是一个新鲜词,早在 20 世纪初、20 世纪 50 年代就有过较大规模的健康社会动员。比如,20 世纪初,伴随着新文化运动,清末民初的女子放足、民国大众媒体上的新生活运动,20 世纪 50 年代开始的爱国卫生运动,都是中国历史上著名的社会健康动员案例。传统的社会动员方式是自上而下,主要表现为高层领导、社会精英主导,并率领民众实现社会目标。现代社会特别是现代网络社会,社会动员更强调普通大众提出自己的愿望,由意见领袖推动,广大公众自愿参与,政府提供支持,形成社会动员,共同实现社会发展目标。不论是传统的还是现代的健康社会动员,在促进大众健康目标的实现上都发挥着重要作用。

2. 健康传播中社会动员与政治动员的区别

健康传播中的社会动员不是我国计划经济时代的政治运动和政治动员,而是一种社区个体和群体目标的实现过程。由于目前我国的社区建设很不充分,很难担负起社会和社区居民所赋予的责任,因此社区动员的难度较大,需要不断探索新的形式。社区动员的关键在于目标是否反映社区民众的利益和需求,以及是否能够开展细致适宜和持之以恒的动机启动、动员行动、兴趣培养和引人入胜的活动形式。[②]

3. 社会健康动员的方式

社会健康动员的方式主要有三种:媒体动员、参与式动员和教育动员。

(1)媒体动员:运用大众媒体有目的地传递健康讯息,开展健康舆论引导,营造舆论环境,对人们的态度和观念施加影响,使人们自觉自愿地采取健康行动。

(2)参与式动员:社会健康动员的主体是民众,民众广泛地参与,才能实现社会健康动员的目标。参与式社会动员具有广泛性、主动性和现实性的特点。广泛性是指社会健康动员的对象应当是全体民众,社会健康动员应面向全体民众,这也是健康公平权的体现。主动性是指社会健康动员是符合民众健康需求的,社会健康动员的主题和内容与民众自

---

① 田向阳.健康传播学[M].北京:人民卫生出版社,2017:151.
② 杨延忠.健康研究:社会行为理论与方法[M].北京:人民卫生出版社,2018:116.

身的健康需要一拍即合,民众能够主动参与社会健康运动,并能够主动改变不良观念和行为,主动进行个人自我的健康治理。现实性是指社会的健康动员应面向解决现实中的健康问题,具有当下的责任担当和健康人文关怀。

(3)教育动员:为人们提供各种健康学习资源或机会,促进人们认识自身的健康需求的社会动员。教育动员旨在通过社会学习的方式和途径,促进大众重视健康问题,主动采取行动,进行健康促进,实现健康目标。

4. 社会健康动员的原则和策略

(1)社会健康动员的原则。社会健康动员遵循一套普遍适用的原则,主要包括:

①赋权:指社会健康动员对人们进行健康赋权的过程,即社会健康动员通过提高人们对健康影响因素的控制能力,促使人们为此采取行动,实现共同的健康目标。

②公平:促进不同社会阶层、性别、民族、宗教信仰的人们具有公平地享有健康资源的机会。

③资源整合:整合个人和社区资源,形成促进健康的合作伙伴,产生强大的动力。

④可持续:社会健康动员不能只是朝令夕改的短暂活动,而应当是一个围绕一定健康主题的长期社会影响过程,社会健康动员应具有持续性。

⑤尊重文化差异:社会健康动员应了解不同地域、不同人群的文化差异,在尊重不同文化差异,兼容并蓄中才能实现社会健康动员的目标。

(2)社会健康动员的策略。

①多方合作策略:社会健康动员的主体可以为社会多个利益团体,既可以是政府部门,也可以是社会团体、非政府机构;社会健康动员涉及健康政策、健康资讯、大众传播媒介、社区各类人群等多方面因素,因此需要多个社会利益方相互配合,携手合作,完成动员目标。

②全民参与策略:社会健康动员应面向全体民众,力争吸引全民参与。全民参与主要是指尽可能做到全民知晓动员主题,全民了解动员内容,全民认同社会健康动员的目标,达成共识,进而达到全民支持与参与社会健康动员。

③议程设置策略:社会健康动员的核心是向社会民众传播健康理念,改变不健康行为。通过议程设置策略,使健康议题和科学的健康观念深入人心,体现到日常生活中去,降低疾病发生。议程设置策略包括政府议程设置和媒介议程设置等。

④去中心化策略:社会健康动员是一个系统大工程,需要全员投入才能很好地完成,单靠某一方是无法完成的。社会健康动员不一定完全是由官方主导完成的。

三、社会健康动员的实施步骤

社会健康动员是一个浩大的社会工程,需要精心设计和按计划实施。首先需要诊断问题,明确社会健康动员的议题,然后设计社会健康动员工作计划,并按照计划有序执行。

1. 确定社会健康动员议题

(1)问题诊断:分析社会大众存在的各类社会健康问题,剖析产生的原因、对人群健康所造成的危害,各类人群对不同健康问题的认识及态度,健康问题对人群患病率影响等,对重大健康问题开展社会健康动员。

(2)确定社会健康动员议题:应选择社会普遍存在的、对人群健康有重大影响的健康议题作为社会健康动员的主题。

2. 设计社会健康动员方案

(1)明确动员对象:社会健康动员涉及社会的多方面利益群体,包括政府部门、专业人群、意见领袖、普通民众等,应根据社会健康动员的议题和动员的主体选定明确的动员对象。

(2)确定动员内容:社会健康动员内容是动员主题的细分和内涵的细化,包括具体动员的原则、社会健康动员的健康信息内容、观念内容、行为改变内容、疾病感染、医疗现状等。

(3)动员策略和行动措施:动员策略包括议程设置策略、框架传播策略、规训技术策略、媒介传播策略、政府传播策略、社区大众传播策略等。行动措施主要是指对动员行动开展的方式、时间、空间做出安排和计划。

3. 组织实施社会健康动员

(1)做好组织保障:社会健康动员需要一支稳定、具有专门知识和技能的社会动员的专业队伍,才能保证动员如期完成。

(2)根据实际变化,及时对动员预案做出调整。

(3)提前做好与社区、学校等人群密集场所的对接,确保动员计划顺利开展。

(4)做好与合作伙伴的沟通与协作,及时分解动员目标,让每一个参与社会动员的合作伙伴清晰和明确各自将要完成的任务,保持沟通顺畅,协调一致,从始至终地完成行动计划。

本章推荐阅读书目

1. 杨廷忠.健康研究:社会行为理论与方法(第 2 版)[M].北京:人民卫生出版社,2018.

2. E.M.罗杰斯.创新的扩散[M].辛欣,译.北京:电子工业出版社,2016.

3. 马克斯韦尔·麦库姆斯.议程设置:大众媒介与舆论[M].郭镇之,徐培喜,译.北京:北京大学出版社,2008.

本章参考文献

1. 凯伦·格兰兹,芭芭拉·K.瑞莫,等.健康行为与健康教育理论、研究和实践[M].北京:中国社会科学出版社,2014.

2. E.M.罗杰斯.创新的扩散[M].辛欣,译.北京:电子工业出版社,2016.

3. 马克斯.韦尔·麦库姆斯.议程设置:大众媒介与舆论[M].郭镇之,徐培喜,译.北京:北京大学出版社,2008.

4. 杨廷忠.健康研究:社会行为理论与方法[M].2 版.北京:人民卫生出版社,2018.

5. 斯坦利·巴兰、丹尼斯·戴维斯.大众传播理论:基础、争鸣与未来[M].曹书来,译.北京:清华大学出版社,2004.

6. 沃纳·赛佛林.传播理论:起源、方法与运用[M].北京:华夏出版社,2002.

7. 杜骏飞.框架效应[J].新闻与传播研究,2017(7).

8. 伊莱休·卡茨,保罗·拉扎斯菲尔德.人际影响个人在大众传播的作用.北京:中国人民大学出版社,2016.

9. 田向阳编.健康传播学[M].人民卫生出版社,2017.

10. 骆郁廷,陈兴耀.论社会动员中的议题设置[J].中国高校·社会科学,2018(3).

11. 贺治方.国家治理现代化视域下社会动员转型研究[J].湖湘研究,2018(5).

12. 辛文德·罗杰斯.直面艾滋病:媒体传播策略和安全套总动员[M].上海:上海科技出版社,2006.

本章习题

后 记

　　健康传播,传播健康知识;健康传播,传播健康观念。健康传播关注的是健康议题的社会传播,它的功能是增强人们的健康权意识,提升人们的健康素养水平,提高人们获得健康的能力。健康传播学是传播学的一个分支,它融合了医学、药学、公共卫生学、健康社会学、传播学、医学人类学、医学人文等多学科知识,具有较强的社会性和公共性,是近年来人文社会科学中新兴的交叉学科。

　　《健康传播概论》是基于当下大学生的实际情况并结合健康传播学的基本特点而编写的一本授课教材,它以"健康行为知识、健康传播基本理论和常用健康传播技能"为主要讲授内容;目的是提升在校大学生的健康素养水平和健康传播技能,增强医药类专业大学生服务健康事业、服务社会的责任感和使命感。

　　为了更好地完成教学目标,本书在编写过程中参阅和汲取了学界前辈和同行们大量相关的研究论著和研究资料,以及一些相关的视频资料,在此表示衷心的感谢。除了在书中已注明和列入的参考文献之外,在引用文献上可能还会有疏忽和误漏之处,在此表示真诚的歉意。

　　本书的完成首先要感谢浙江省高等教育学会教材建设专业委员会提供给我的宝贵平台;同时本书得以出版面世还离不开出版社许许多多默默工作的人们,感谢他们的严格把关与辛勤付出。

　　由于编写者学养所限,书中定会有不少欠缺和错漏之处,衷心期待您的批评与指正!

周　军

二〇一九年七月